Manual de PICC
- Adulto e Pediátrico -

Manual de PICC Adulto e Pediátrico

| Produção editorial, projeto gráfico, diagramação e capa: MKX EDITORIAL | © 2025 Editora dos Editores
Todos os direitos reservados. Nenhuma parte deste livro poderá ser reproduzida, sejam quais forem os meios empregados, sem a permissão, por escrito, das editoras.
Aos infratores aplicam-se as sanções previstas nos artigos 102, 104, 106 e 107 da Lei no 9.610, de 19 de fevereiro de 1998.

Editora dos Editores
São Paulo: Rua Marquês de Itu, 408
                     Sala 104 - Centro
                     (11) 2538-3117
Rio de Janeiro: Rua Visconde de Pirajá, 547
                     - Sala 1121 - Ipanema.
                     www.editoradoseditores.com.br
 |
| Impresso no Brasil
Printed in Brazil
1ª Impressão – 2025 | |

Este livro foi criteriosamente selecionado e aprovado por um Editor científico da área em que se inclui. A Editora dos Editores assume o compromisso de delegar a decisão da publicação de seus livros a professores e formadores de opinião com notório saber em suas respectivas áreas de atuação profissional e acadêmica, sem a interferência de seus controladores e gestores, cujo objetivo é lhe entregar o melhor conteúdo para sua formação e atualização profissional.

Desejamos-lhe uma boa leitura!

Dados Internacionais de Catalogação na Publicação (CIP)
(Câmara Brasileira do Livro, SP, Brasil)

Manual de PICC : adulto e pediátrico / Solange Antonia Lourenço...[et al.]. -- 1. ed. -- São Paulo : Editora dos Editores, 2025.

   Outros autores: Michel Costa Clemente, Daniela de Oliveira Lima, Ricardo Tadeu Prete.
   Bibliografia.
   ISBN 978-65-6103-073-1

   1. Acesso Venoso Central de Inserção Periférica (PICC) 2. Enfermagem - Cuidados 3. Enfermagem - Práticas 4. Enfermagem - Procedimentos 5. Veias I. Lourenço, Solange Antonia. II. Clemente, Michel Costa. III. Lima, Daniela de Oliveira. IV. Prete, Ricardo Tadeu.

25-261148   CDD-610.73

Índices para catálogo sistemático:
1. Enfermagem : Práticas : Ciências médicas   610.73
Aline Graziele Benitez – Bibliotecária – CRB-1/3129

Manual de PICC
- Adulto e Pediátrico -

Solange Antonia Lourenço
Daniela de Oliveira Lima

2025

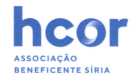

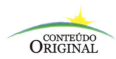

Autoras

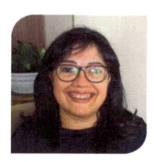

Solange Antonia Lourenço

- Pós-graduação em Neonatologia pela Universidade do Grande ABC (UniABC)
- Pós-graduação em Cardiologia pelas Faculdades Metropolitanas Unidas (FMU)
- Pós-graduação em Acessos Vasculares pelo Hospital Israelita Albert Einstein (HIAE)
- Mestre em Ciências da Saúde pela Universidade Federal de São Paulo (UNIFESP)
- Enfermeira Referência Técnica do Grupo de Acessos Vasculares do Hospital do Coração (HCor)

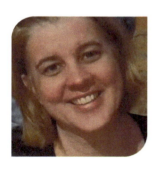

Daniela de Oliveira Lima

- Graduação em Enfermagem pelo Centro Universitário São Camilo (CUSC)
- Pós-graduação *lato sensu* em Enfermagem em Cardiologia pelas Faculdades Metropolitanas Unidas (FMU)
- Pós-graduação *lato sensu* Administração Hospitalar pelo CUSC
- Enfermeira dedicada do Grupo de Acessos Vasculares do Hospital do Coração (HCor) desde 2019

Colaboradores

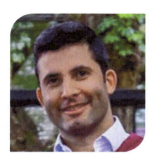

Michel Costa Clemente
- Enfermeiro de Terapia Intravenosa com especialidade em UTI Adulto
- MBA em Gestão de Projetos e Marketing
- Fundador do Time de Terapia Intravenosa no Hospital Beneficência Portuguesa Paulista (BP) 2012, com experiência em Consultoria em PICC desde 2018

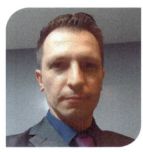

Ricardo Tadeu Prete
- Enfermeiro Coordenador Técnico Administrativo da EMTN do Hospital do Coração (HCor)/SP
- Mestre em Ciências da Saúde pela Universidade de São Paulo (USP)
- Especialista em Terapia Nutricional pela Sociedade Brasileira de Nutrição Parenteral e Enteral (SBNPE/BRASPEN)
- Membro do Comitê Educacional da SBNPE/BRASPEN
- Pós-graduado em Terapia Intensiva pelas Faculdades Metropolitanas Unidas (FMU)

Apresentação

O *Manual de PICC Adulto e Pediátrico* foi elaborado de maneira objetiva e didática com o intuito de sedimentar o conteúdo adquirido em sala de aula no decorrer das aulas expositivas apresentadas no curso sobre o cateter central de Inserção Periférica (PICC).

Para a construção deste produto, fruto das aulas do curso, foi necessário o levantamento de publicações atualizadas nas bases de dados das ciências e da saúde nos últimos 5 anos. Feito isso, todo o material foi organizado em capítulos com imagens e ilustrações, para que no momento da leitura possa garantir a legibilidade e visibilidade de todo o seu conteúdo o que o torna objetivo e de fácil acesso as informações.

Os assuntos descritos no *Manual de PICC Adulto e Pediátrico* falam sobre as indicações, técnicas de inserção, manutenção e motivos de retirada deste dispositivo mundialmente utilizado nas diversas populações desde neonatologia, público pediátrico e adultos.

Com as informações descritas neste Manual, busca-se contribuir com a educação continuada desses profissionais e reforçar o conhecimento adquirido pela equipe médica e de enfermagem sobre a utilização deste dispositivo, promovendo assim uma assistência com mais qualidade e segurança.

O *Manual de PICC Adulto e Pediátrico* propõe ser um material educativo, facilitador da compreensão de todos os processos que envolvem os cuidados com o PICC.

Agradecimentos

Agradeço imensamente à Enfermeira Norma Takei Mendes, Coordenadora Técnica do Hcor Academy que, desde 2017, apostou na concretização e desenvolvimento do Curso de PICC direcionado aos profissionais de enfermagem e médicos, apostando na experiência profissional de seus Instrutores. Participou ativamente desde o início na proposta de organização do curso e acreditou que daria certo.

Agradeço aos familiares dos Instrutores que se privam de nossa presença nos dias de realização do curso por um bem maior, afinal compartilhar conhecimentos com outros profissionais só engrandece nossa profissão.

Agradeço à minha filha Vivian Lourenço Rios, pessoa com quem amo partilhar a vida, que colabora com os instrutores para que o curso transcorra de maneira tranquila.

E, finalmente, dedico este trabalho a todos os profissionais que contribuíram durante toda a minha trajetória profissional na área da Terapia Infusional, para que hoje possa compartilhar conhecimentos adquiridos e atualizados sobre esta prática.

Solange Antonia Lourenço

Prefácio

É com muita satisfação que recebo o convite para escrever o prefacio do *Manual de PICC Adulto e Pediátrico*, que nasceu de um curso que se iniciou em 2016 para compartilhar conhecimento e expertise dos profissionais do Hospital do Coração (Hcor) na passagem de cateter PICC (Cateter Central de Inserção Periférica) para os profissionais que buscam prestar um cuidado de excelência e seguro para o paciente, utilizando as inovações no procedimento.

Neste Manual vocês terão contato com situações clínicas apropriadas para uso do PICC e suas limitações, escolha do tamanho, calibre e tipo de cateter adequado, orientações sobre antissepsia, posicionamento e comunicação com o paciente, passo a passo do procedimento, incluindo uso de ultrassom, identificação do local ideal, métodos de inserção, fixação do cateter, checagem, manutenção e prevenção de complicações. E isso tudo exatamente como praticamos dentro da nossa instituição que leva um cuidado de excelência aos nossos pacientes.

Temos o privilégio de ter conosco nessa atividade uma profissional que desde o início desta pratica no Brasil se dedica a aprender cada vez mais e se dedicar a capacitar outros profissionais. O que nos traz muito orgulho de ver nosso time sendo reconhecido no meio da pela sua competência técnica na area da saúde.

Espero que todos aproveitem o conteúdo deste material, que utilizem seu conhecimento para levar o melhor cuidado e mais seguro aos pacientes que estão sob sua responsabilidade, garantindo a segurança e reduzindo riscos associados ao procedimento.

Excelente aprendizado a todos!

Sumário

1 Definição de PICC, 1
Solange Antonia Lourenço

2 Escolha das veias para inserção, 13
Solange Antonia Lourenço

3 Tecnologias para auxilio na visualização da rede venosa, 25
Solange Antonia Lourenço

4 Indicações e possíveis contraindicações para inserção do PICC, 33
Solange Antonia Lourenço (4.1 a 4.3)
Ricardo Prete (4.4 a 4.5)

5 Avaliação pré-inserção do PICC, 51
Solange Antonia Lourenço

6 Avaliação pré-inserção e preparo do paciente, ambiente e materiais para realização do procedimento, 67
Solange Antonia Lourenço

7 Técnicas de Inseção, 77
Solange Antonia Lourenço
Daniela de Oliveira Lima

8 Métodos de Liberação de Cateter Central de Inserção Periférica (PICC): Utilização de Radiografia e Eletrocardiograma Intracavitário para confirmação segura, 83
Michel Costa Clemente

9 Cuidados e Manutenção do PICC, 97
Solange Antonia Lourenço

10 Complicações imediatas e tardias na inserção do PICC, 111
Daniela de Oliveira Lima

Definição de PICC

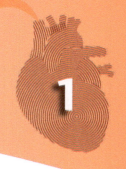

Solange Antonia Lourenço

■ 1.1 Introdução

O cateter central de inserção periférica conhecido na literatura, nos meios acadêmicos e nas instituições de saúde pela sigla PICC, do inglês p*eripherally inserted central catheter,* é por definição um dispositivo intravenoso utilizado como acesso venoso central, cuja matéria-prima é feita de um composto biocompatível. Durante sua inserção por uma veia periférica, o cateter é conduzido à área de transição entre a veia cava superior e o átrio direito, sendo então considerado um cateter venoso central.[1]

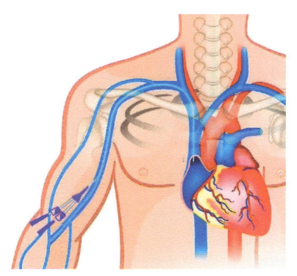

Figura 1.1. PICC inserido em uma veia do braço.
Imagem extraída do site do Dr. Marcelo Kalil – Cirurgia Vascular.

O PICC como hoje conhecemos foi introduzido no mercado internacional nos anos 90 com cateteres de pequeno calibre, feitos de silicone ou poliuretano de primeira geração. Em geral, eram introduzidos por veias da fossa ante cubital por punção direta denominada inserção "às cegas", ou seja, por visualização e palpação da rede venosa. Neste tipo de inserção, a punção do vaso é realizada com uma agulha percutânea com introdutor acoplado e, por meio dele, é introduzido o cateter para o interior do vaso em sua totalidade até atingir o ponto demarcado. Este tipo de inserção ainda é amplamente realizado em várias instituições hospitalares, principalmente na população neonatal.[1]

A literatura mostrou que a performance dos primeiros dispositivos e a técnica de inserção apresentou algumas complicações. Um exemplo dessas complicações foi relacionada à escolha adequada do local de inserção que, por apresentar melhor visualização da rede venosa, a fossa antecubital era a área de primeira escolha para punção. Por ser uma área de muita movimentação, o risco para ocorrência de flebite mecânica era evidente, o que poderia influenciar em um aumento de complicações trombóticas

No início deste século, com a introdução na prática clínica da ultrassonografia vascular e novos materiais desenvolvidos pela indústria como o kit de micro introdução e matéria prima de fabricação como o poliuretano de terceira geração, houve um grande impacto no desempenho desses dispositivos com aumento significativo de sua utilização e permanência.[1]

A cateterização de vasos periféricos em qualquer população com melhores locais de fixação do dispositivo permitiu o desenvolvimento de tratamentos especializados, sendo frequentemente utilizado em unidades de terapia intensiva, unidades coronarianas, nas unidades de internação e em pacientes em cuidados domiciliares. Possibilitou práticas de monitorização hemodinâmica, administração de nutrição parenteral, líquidos com extremos de pH e osmolaridade que podem causar sérios danos à túnica íntima das veias periféricas, tratamentos antineoplásicos e antibioticoterapia por tempo prolongado.[2]

Atualmente existem quatro tipos de cateteres centrais:

- Cateteres não tunelizados.
- Cateteres tunelizados.
- Cateteres totalmente implantados.
- Cateteres centrais de inserção periférica.

As classificações internacionais consideram o PICC, segundo seu tempo de permanência, como um dispositivo de acesso médio, ou seja, para ser introduzido após o uso de acessos venosos centrais em pacientes críticos ou para pacientes com tratamentos pouco mais prolongados.

■ 1.2 Histórico sobre o PICC e sua legislação no Brasil

A utilização dos cateteres de PICC teve um avanço no decorrer de quase um século da história do acesso venoso, a partir da primeira experiência de inserção realizada por um residente alemão de 25 anos de idade, no verão de 1929 em um pequeno hospital. Segundo a história, esse residente fez uma autoexperimentação médica quando inseriu um cateter uretral plástico em sua veia basílica do braço direito e avançou o cateter até o átrio direito.[3]

Este foi considerado o primeiro momento documentado de canulação venosa central usando um cateter plástico flexível. O auto cateterismo de Werner Forssman foi o ponto de partida para o uso padronizado de agulhas e cânulas de metal rígido para acesso venoso, marcando o início da era moderna da canulação vascular. Essa era é caracterizada pelo uso de cateteres plásticos flexíveis.[3]

Na década de 1970, a indústria fabricou muitos cateteres de silicone que foram amplamente utilizados nas unidades de terapia intensiva neonatal nos Estados Unidos da América (EUA), mas foi a partir de 1980 que se observou uma enorme expansão de seu uso pela facilidade de inserção a beira leito e os programas de capacitação profissional.[4]

Em 1970, ocorreram as primeiras inserções de PICC nos Estados Unidos para infusão da nutrição parenteral nas unidades de terapia intensiva neonatal.[4] No Brasil, o PICC começou a ser comercializado e utilizado na década de 1990, na área da neonatologia, pediatria, terapia intensiva, oncologia e em cuidados domiciliares, porém sem curso de inserção, cuidados e manutenção adequado aos enfermeiros. No geral, as indústrias promoviam sua expansão por meio de pequenos cursos, orientações e acompanhamentos relacionados à inserção ministrados pelos enfermeiros que comercializavam o produto.[5]

As preocupações com as consequências adversas da canulação venosa central (como exemplo pneumotórax, punção arterial etc.) estimularam cada vez mais a utilização do PICC.[5]

A competência técnica e legal para o enfermeiro inserir e manipular o PICC em nosso país encontra-se amparada pela Lei 7.498/86 e o seu Decreto 94.406/87, no seu artigo 8º, inciso I, alíneas c,g,h e inciso II, alíneas b,e,h,i, além das seguintes Resoluções: COFEN nº 240/2000 (Código de Ética dos Profissionais de Enfermagem), Cap. III, das responsabilidades, nos seus artigos 16, 17 e 18, COFEN nº 258/2001 (anexo I), artigo 1º considera lícito ao enfermeiro a inserção do PICC, e no artigo 2º descreve que o enfermeiro para desempenhar tal atividade deverá ter submetido a qualificação/e ou capacitação profissional. No parecer técnico do COREN RG nº 09/2000 (anexo II), normatiza a inserção e manipulação deste dispositivo pelo profissional enfermeiro.[5]

O parecer do COREN - SP CAT 003/2009 considera que a utilização da ultrassonografia vascular pelo enfermeiro tem por finalidade melhorar as técnicas de punção venosa de cateteres periféricos e periféricos centrais como um instrumento para melhorar a prática dos enfermeiros que atuam na terapia intravenosa, necessitando de capacitação para essa atividade.[5]

A realização de anestesia local por Enfermeiros na inserção do PICC, de acordo com o Parecer nº 15/2014 do Conselho Federal de Enfermagem [...] o Enfermeiro com curso de Capacitação/Qualificação para Inserção do PICC, em instituição que possua protocolo que normatize a aplicação de anestésico local pelo Enfermeiro, e treinamento do profissional para esta atividade, poderá realizar o procedimento de anestesia local, com a lidocaína a 1% ou 2% sem vasoconstritor, no tecido subcutâneo, com a finalidade de inserção do PICC.[5]

A Agência Nacional de Vigilância Sanitária (ANVISA), na Resolução RDC nº 45, dispõe regulamento técnico sobre infusões parenterais, afirmando que é responsabilidade do enfermeiro estabelecer o acesso venoso periférico, incluindo a instalação do PICC e que esse profissional deve inclusive participar da escolha do tipo de acesso venoso central em consonância com o profissional médico responsável pelo paciente.[6]

No ano de 2001, em São Paulo, surgiu o I Curso de Capacitação na inserção do PICC com cuidados e manutenção realizado pela Sociedade Brasileira de Enfermeiros em Terapia Intensiva (SOBETI), em São Paulo e, a partir daí, diversos cursos surgiram com a proposta da capacitação e aprimoramento dessa prática.[6]

■ 1.3 Matéria-prima de composição dos cateteres

Antes da inserção de um dispositivo existem alguns aspectos que devem ser analisados pelo enfermeiro em relação ao material de composição desses dispositivos. É necessário que eles apresentem, no mínimo, os seguintes aspectos:[5]

- Rigidez estrutural suficiente para facilitar a inserção.
- Alta resistência às dobras.
- Antitrombogênico, ou seja, permitir menor aderência bacteriana às paredes do dispositivo intra e extraluminal.
- Bioestabilidade.
- Centimetrados.
- Para os que possuem mandril para introdução, o mesmo já deve estar introduzido no interior do cateter na fabricação.
- Devem possuir uma faixa lateral ou uma extremidade distal radiopaca para que possa ser visualizado radiograficamente a localização de sua ponta, em caso de fratura do cateter ou embolização.

Tais aspectos podem influenciar diretamente no sucesso do procedimento devido a possibilidade de, na ausência deles, desenvolver complicações relacionadas ao material e uso.[6]

De maneira geral, os cateteres vasculares são feitos de polímeros sintéticos que são quimicamente inertes, biocompatíveis e resistentes à degradação química e térmica. Os polímeros mais amplamente utilizados em sua fabricação são o **silicone** e o **poliuretano.** [6]

O **silicone** é um polímero que contém o elemento químico silicone junto com hidrogênio, oxigênio e carbono. O silicone é mais maleável do que o poliuretano (exemplo: bico de mamadeiras), reduzindo assim o risco de lesão vascular induzida pelo cateter. São usados para acesso vascular de longa duração (semanas a meses), indicados para administração prolongada de quimioterapia, antibióticos e soluções de nutrição parenteral em pacientes ambulatoriais ou internados. Este tipo de material ainda é utilizado para confecção de cateteres vasculares, que são amplamente utilizados na neonatologia devido à sua maleabilidade. Alguns tamanhos não possuem fio guia para introdução o que dificulta o posicionamento, necessitam sempre de uma bainha introdutora para otimizar sua entrada no leito venoso. Tamanhos maiores em geral acima de 2,6 ou 2,8 French já possuem guia metálico em seu interior que ajuda a introdução do cateter no vaso.[5]

Devido a sua falta de resistência, existe a necessidade de o cateter ser confeccionado com paredes internas mais espessas, o que faz com que diminua o lúmen interno e, por consequência, o fluxo de infusão. Este tipo de material apresenta menor tolerância a altas pressões, com maiores chances de rompimento ou perfuração. Por isso não devem ser usados para infusão de contraste que estão atreladas ao uso de bombas injetoras.[6]

Por sua vez, o **poliuretano** é um polímero versátil que pode agir como um sólido (por exemplo: pneus de carros), podendo ser modificado para exibir elasticidade (por exemplo: fibras Spandex, usadas para produzirem roupas elásticas, são feitas de poliuretano modificado). O poliuretano nos cateteres vasculares fornece força de tensão suficiente para permitir que penetrem na pele e tecidos subcutâneos sem dobrar, além de não causar danos ao endotélio vascular. Atualmente, a maioria dos cateteres são produzidos em poliuretano, inclusive os cateteres periféricos (arterial e venoso) e os cateteres de artéria pulmonar.[5]

Eles são mais resistentes, menos maleáveis e apresentam paredes mais finas o suficiente para suportarem altas pressões, possibilitando um fluxo maior de soluções e consequentemente menor risco de rompimentos. Já existem disponíveis no mercado poliuretano de última geração com adequada biocompatibilidade e bons resultados quanto a facilidade de manutenção.[6]

Outro avanço da tecnologia de materiais é o cateter denominado nos Estados Unidos de *power injection* (*power line*). Este cateter é confeccionado em poliuretano, suporta altas pressões para administração de contraste em equipamentos de imagem chegando a pressões de até 325 *psi* (*pounds per square inch*) e conseguem atingir um fluxo de até 5 ml/segundo dependendo do calibre, além da confiabilidade na medida da pressão venosa central, garantia de máxima resistência ao trauma mecânico e maior facilidade de desobstrução.[6]

As atuais orientações das mais importantes sociedades científicas no caso EPIC (Evidence-based Prevention and Infection Control), ESPEN (European Society of Parenteral and Enteral Nutrition), e CDC (Centro de Controle de Doenças) são limitadas na orientação de utilização dos cateteres baseados em sua composição, apenas salientando que há diferenças em termos de infecção entre o silicone e o poliuretano.[1]

No que diz respeito ao efeito trombótico, trabalhos clínicos e experimentais desenvolvidos há alguns anos compararam estes dois compostos, e os resultados apresentados foram muito contraditórios. Muitos trabalhos hoje em dia demonstram que a trombofilia do paciente, tamanho do cateter selecionado em relação ao tamanho do vaso, número de tentativas de punção, técnica de inserção, posicionamento da ponta, estabilização do dispositivo e outros, são as maiores causas de desenvolvimento da trombose.[1]

Existem realmente diferenças no que diz respeito à ruptura e deslocamentos. Maiores ocorrências deste tipo de complicação acontecem nos cateteres de silicone. Obviamente, por ser um material mais frágil comparado com os cateteres de poliuretano de terceira geração.[1]

O risco de oclusão em outros tempos estava mais relacionado aos cateteres de poliuretano, contudo, novos trabalhos demonstram que isto faz parte da gestão do PICC, ou seja, manuseio pela equipe de enfermagem no que tange a lavagem e salinização dos dispositivos.[1]

Outro ponto que precisa ser considerado é o risco potencial de interação entre o poliuretano e certos medicamentos antiblásticos (tais como os taxanos), que são administrados em solução alcoólica. Alguns estudos atuais com várias marcas de cateteres de poliuretano demonstram que o poliuretano é mais sensível do que o silicone ao álcool, porém dano real nunca foi demonstrado *in vitro* ou *in vivo* mesmo utilizado por mais de dez semanas.[2]

Hoje em dia, as indústrias estão trabalhando no desenvolvimento de um novo material para composição dos cateteres venosos denominados cateteres hidrofílicos. O biomaterial hidrofílico (HBM) é um tipo de polímero composto de hidrogel que absorve água, tornando o material mais biocompatível ao mesmo tempo que cria uma superfície no cateter altamente lubrificada que permite a facilidade na inserção e, ao mesmo tempo, menos impacto inflamatório nos vasos. Um dos maiores desafios do uso de hidrogéis para a construção de cateteres intravenosos é a falta de resistência mecânica.[7]

O hidrogel possui a resistência dos cateteres de poliuretano, mantendo seus benefícios para utilização e, ao mesmo tempo, tornando-o não trombogênico, reduzindo o atrito do cateter na superfície do vaso, tornando sua inserção e remoção mais suave. Resiste a formação de trombos, reduzindo potencialmente a tromboflebite e outros processos inflamatórios e de coagulação relacionados à resposta do corpo a materiais estranhos.[7]

Os processos normais de coagulação relacionados a um material estranho são reduzidos com cateteres HBM. Ele resiste à adesão de proteínas e células sanguíneas, reduzindo o risco de complicações trombóticas de doenças venosas trombose e oclusão do cateter. A adesão celular reduzida nas superfícies interna e externa do cateter também desencoraja a fixação bacteriana e o crescimento do biofilme, assim minimizando infecções relacionadas ao cateter.[7]

São denominados HydroPICC™ (Access Vascular, Inc. Billerica, MA EUA).

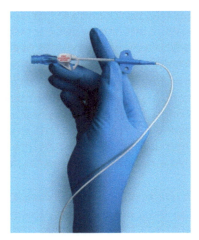

Figura 1.2. Hydrophilic biomaterial used in the HydroPICC and HydroMID. Used with permission of Access Vascular, Inc.[6]

Ainda não temos a comercialização deste produto no Brasil, mas já é uma realidade existente no mercado internacional.

1.4 Tamanho dos cateteres e seus componentes

O PICC é um dispositivo longo que pode ter de 20 a 65 cm de comprimento aproximadamente, dependendo da marca. As agulhas de punção variam de 21 a 31 Gauge (G). O calibre pode variar de 1 a 6 French de diâmetro externo do cateter e podem ter de um a três lumens.[8]

Os cateteres mais utilizados na população neonatal variam de 1,0, 1,9 e 2,0 e 2,6, não possuem válvulas e não possuem fio guia para auxílio na inserção, devido à fragilidade do material. Acima de 1,9, algumas marcas já possuem dois lúmens.[8]

O tamanho do cateter vascular é determinado pelo seu diâmetro externo (DE). Há duas medidas do tamanho do cateter: Gauge e French.

O sistema de medida Gauge foi introduzido na Inglaterra como um sistema de medida para arames de ferro, sendo, depois, adotado para agulhas ocas e cateteres. O tamanho Gauge varia inversamente com o DE, ou seja, quanto maior o Gauge, menor o DE. Contudo, não há uma relação fixa entre o tamanho Gauge e o DE.[4]

O sistema French, introduzido na França, é superior ao sistema Gauge devido à sua simplicidade e uniformidade. A escala French inicia em zero e cada aumento de uma unidade French representa um aumento de 1/3 ou seja, 0,33 de milímetro no DE:

French unidade x 0,33 = DE (mm)

Assim, um cateter de 5 French corresponde, na medida do DE, a: 5 × 0,33 = 1,65 mm. O tamanho French pode aumentar indefinidamente.[4]

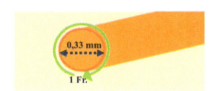

Figura 1.3. Esquema da medida French para cateteres.
Foto: https://discountonline.bestfactory2024.com/?keyword=salesonline.shop2024online.ru/french%20catetere.

1.5 Fluxo dos cateteres

Um fluxo estável (Q) através de um tubo rígido oco é proporcional ao gradiente de pressão ao longo do comprimento do tubo (Pin – Pout, ou ΔP), e a constante de proporcionalidade é a resistência ao fluxo (R): Q = ΔP × 1/R (1.1) As propriedades do fluxo através de tubos rígidos foram descritas por um fisiologista alemão (Gotthif Hagen) e um médico francês (Jean Louis Marie Poiseullle), trabalhando independentemente na metade do século XIX. Ambos observaram que o fluxo (Q) através de um tubo rígido é uma função do raio interno do tubo (r), o comprimento do tubo (L) e a viscosidade do líquido (μ). Suas observações são expressas na equação de Hagen-Poiseuille:

$$(4)\ Q = \Delta P \times (\pi r4\ /8\ \mu L)$$

Essa equação afirma que a velocidade de fluxo estável (Q) em um tubo rígido está diretamente relacionada com a quarta potência do raio.[4]

Como a equação de Hagen-Poiseuille se aplica ao fluxo através de tubos rígidos, ela pode ser usada para descrever o fluxo através de cateteres vasculares e como as dimensões de um cateter podem influenciar a velocidade.[4]

De acordo com a equação de Hagen-Poiseuille, o raio interno de um cateter tem uma influência profunda no fluxo através do cateter porque o fluxo é diretamente relacionado com a quarta potência do raio interno.[4]

A equação de Hagen-Poiseuille indica que o fluxo através de um cateter diminuirá à medida que o comprimento do cateter aumentar. O fluxo no cateter mais longo (30 cm) é menor do que a metade da velocidade de fluxo no cateter mais curto (5 cm). Assim, a influência do comprimento do cateter na velocidade do fluxo é proporcionalmente menor do que a influência do diâmetro do cateter na velocidade do fluxo, como previsto pela equação de Hagen-Poiseuille. A influência comparativa do diâmetro do cateter e do comprimento do cateter, como indicado pela equação de Hagen-Poiseuille indicam que, quando é necessária uma rápida infusão de volume, um cateter de grande calibre é a opção desejada.[4]

A física do fluxo através de um tubo, incluindo cateteres e vasos sanguíneos, está relacionada aos seguintes fatores: raio do tubo, gradiente de pressão pelo tubo, comprimento do tubo e a viscosidade do líquido. Da mesma forma, a hemodiluição do medicamento ou qualquer solução administrada por via intravenosa é exponencialmente maior nas veias centrais em comparação com as veias periféricas.[8]

■ 1.6 Tipos de cateteres

Os PICCs são fabricados com ou sem válvula, que pode estar localizada na extremidade distal ou proximal do dispositivo, dependendo do tipo de válvula. Existem ainda os que contemplam na via externa em seus lúmens, vias com válvula e outras vias sem válvula.

Os **cateteres de ponta aberta** não possuem válvulas nem no lado distal nem no lado proximal de sua produção. Algumas marcas podem possuir a tecnologia *Reverse Taper* (Figura 1.4). Estes apresentam um calibre maior nos centímetros finais do cateter, o que lhe confere uma resistência superior a dobras no curativo e pode ajudar a prevenir hemorragias no local da inserção.[7]

Pensando em monitorização hemodinâmica, esses cateteres também permitem a obtenção de dados confiáveis acerca da pressão venosa central (PVC) a partir da extremidade aberta (Figura 1.5). Requer uma coluna patente contínua de fluido da ponta do cateter para o transdutor de pressão, permitindo ao sinal viajar como uma onda. Para isso, o lúmen do cateter deve ter um tamanho mínimo de calibre entre 18 e 20 Gauge, uma vez que lúmens maiores oferecem maior confiabilidade nos dados.[7]

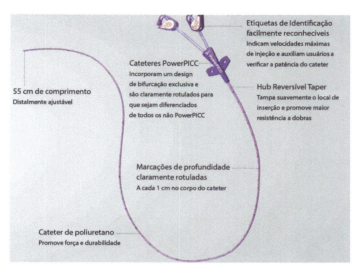

Figura 1.4. Reverse Taper tecnologia aplicada ao cateter da marca BD/BARD. Extraída do site da BD/BARD.

Além disso, várias marcas possuem alto poder de infusão (*POWER line*) e são indicados para injeções em alta pressão. É importante salientar que apenas os dispositivos indicados para injeção em alta pressão, conforme determinado pelas indicações de utilização do fabricante, devem ser utilizados para esta finalidade. Possuem identificação nos *clamps* de fechamento da via sobre o volume máximo de infusão.[7]

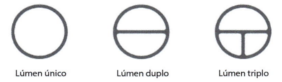

Figura 1.5. Ponta dos cateteres de PICC sem válvulas.
Extraída do site BD/BARD.

Os **cateteres valvulados** são fabricados com válvulas que podem estar no lado distal ou proximal do cateter dependendo da marca. Quando a válvula se encontra no lado distal do dispositivo, o corte do cateter só deve ser realizado ao final da inserção. Eles não apresentam *clamp*, pois a válvula permanece fechada quando não utilizada. Quando a válvula se encontra no lado proximal, o cateter pode ser cortado antes da inserção. Quando o cateter está sem uso, ou seja, sem infusão contínua, a válvula mantém-se fechada e impede o refluxo passivo de sangue para o interior do cateter, diminuindo o risco de obstrução trombótica. A seguir, apresentamos os tipos de válvula comercialmente apresentadas pelas fábricas na produção dos cateteres PICC (Figuras 1.6 e 1.7).

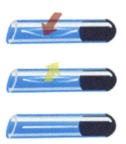

Figura 1.6. Válvula de Groshong.
Finte: Site da BD.

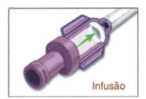 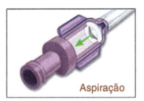 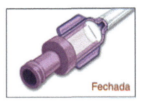

Figura 1.7. Válvula PASV. É uma válvula de segurança ativada por pressão unidirecional. Foto extraída do site da Hemocat.

Esta válvula, em geral, está na posição distal dos cateteres, é arredondada e radiopaca. Foi projetada para permanecer fechada entre 7 e 80 mmHg. Como a pressão na veia cava superior varia de 0 a 5 mmHg, se mantem fechada.

Diversos estudos foram realizados visando esclarecer qual a vantagem de utilização dos cateteres valvulados, sem serem selados com heparina ou qualquer fibrinolítico. Concluiu-se que não existe motivação clínica ou qualquer razão científica para utilização dos dispositivos valvulados independentemente do tipo de válvula. A prevenção de oclusão está relacionada à adequação de protocolos bem gerenciados quanto à lavagem e salinização dos cateteres com técnica adequada de turbilhonamento. O custo-benefício também pode impactar na escolha dos dispositivos, uma vez que implica em um custo adicional que não é justificado por benefícios clínicos.[1]

1.7 Kit microintrodutor

A presença do kit microintrodutor é um requisito fundamental na realização da técnica de Seldinger. Componentes essenciais para execução desta técnica:

- A agulha de punção para pacientes adultos deve ser de 21Gauge, com ponta ecogênica, suficientemente firme e borda com bom corte.
- O fio guia de punção deve ser de 0,018" em nitinol, com ponta reta, mas flexível (*floppy straight tip*). Ponta reta de comprimento não superior a 50 cm. Guias muito longos podem implicar na ocorrência de arritmias cardíacas e perigo de contaminação em campo operatório.

- O introdutor-dilatador deve ser suficientemente rígido, com sistema adequado de estabilização entre as duas partes e possuir afunilamento ideal para sua introdução na pele e no subcutâneo, sem causar traumas na pele e no leito venoso.

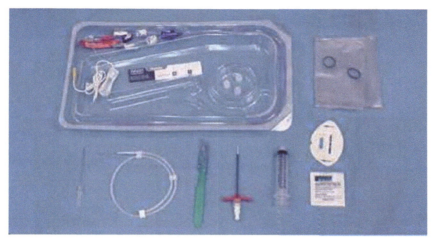

Figura 1.8. Exemplo da composição de um kit de microintrodução, necessária para execução da técnica de Seldinger. Foto extraída do site da marca BD/BARD.

Referências bibliográficas

1. Pittiruti M, Scoppettuolo G. Manual GAVeCeLT de PICC e cateter MIDLINE. Indicações, inserção e manejo.1ª edição Editora Edra 2017 227p. 1 vol. ISBN: 978-88-214-4718-1

2. Mendes NT, Campanharo CRV, Nicola ALP, et al. (editors). Manual de enfermagem em emergências: Cap. 5 Acesso Venoso. 2ª edição Editora Atheneu. São Paulo, Rio de Janeiro 2019 1 vol. Pag. 55-73 ISBN: 978-85-388-0923-4.

3. Mueller RL, Sanbord TA. The history of interventional cardiology: Cardiac catheterization, angioplasty, and related interventions. Am Heart J Volume 129 Edição 1 Jan de 1995 pag. 146-172. Doi.org/10.1016/0002-8703(95)90055-1

4. Schwengel DA, McGready J, Berenholtz SM, Kozlowski LJ, Nichols DG, Yaster M. Peripherally inserted central catheteres: a randomized, controlled, prospective trial in pediatric surgical patients. Anesth Analg. 2004;99(4): 1038-43 DOI: 10.1213/01.ANE.00001.3254.39180.88

5. Marino PL. Compêndio de UTI. Cap. 1 Cateteres vasculares. 4ª edição. São Paulo: Editora Artmed, 2015. p. 3-15 ISBN 858-27-119-80.

6. Harada MJCS, Pedreira MLG. Terapia Intravenosa e Infusões Capítulo 14 Cateteres centrais de inserção periférica Patricia Vendramim 1ª edição. Editora Yendis, 2011. p. 204-227. ISBN: 973-85-7728-220-3 2011.

7. Moureau N. Hydrophilic biomaterial intravenous hydrogel catheter for complication reduction in PICC and midline catheters, Expert Review of Medical Devices, 21:3, 207-216, DOI: 10.1080/17434440.2024.2324885.

8. Grosklags A. Manual sobre PICC um guia para enfermeiros e médicos. São Paulo: Editora dos Editores, 2020. p. 304. ISBN 978-65-86098-17-4

Escolha das veias para inserção

2

Solange Antonia Lourenço

■ 2.1 Anatomia Vascular

Para inserção de um PICC, faz-se necessário a punção de um vaso sanguíneo periférico, que significa a introdução de uma agulha na pele e, posteriormente, nas três camadas que constituem um vaso, atingindo o leito venoso. Dependendo da técnica escolhida (punção às cegas ou Seldinger), por esta punção executa-se a introdução do dispositivo que é conduzido ao local ideal, conforme a literatura orienta. Para cada técnica escolhida, materiais diferentes são necessários para realização do procedimento.[1]

Quando a inserção é realizada por **veias dos membros superiores,** o cateter é inserido pela punção de veias deste membro, o cateter é direcionado à veia axilar, continuando até a veia subclávia, o direcionamento continua até a veia braquiocefálica, finalizando na veia cava superior (VCS).[1]

Quando a inserção é realizada pelas **veias dos membros inferiores** (inserção muito realizada na população pediátrica, exemplos: veias femoral, safena ou poplítea), o direcionamento do cateter é por meio da veia ilíaca externa, chegando até o nível da 5ª vértebra lombar, reunindo-se com a veia ilíaca comum, indo de encontro a veia cava inferior (VCI).[2]

No caso da população neonatal, onde a técnica de punção direta para esse procedimento pode ser realizada pelas **veias do couro cabeludo**, o direcionamento se inicia pela veia escolhida (em geral, veia temporal ou retroauricular) e vai de encontro a veia jugular externa, posteriormente a veia subclávia e terminando seu trajeto na VCS.[2]

Em algumas situações, **as veias da região cervical** podem ser utilizadas para a inserção do PICC, principalmente na população neonatal. Nesse caso, as veias puncionadas pelos enfermeiros e permitidas pela nossa legislação COFEN Nº 0680/2022 são as veias jugulares externas.[3]

2.2 Histologia vascular

O sistema vascular consiste em uma bomba muscular, o coração e dois sistemas de vasos sanguíneos: a circulação pulmonar, levando e trazendo sangue dos pulmões e a circulação sistêmica, distribuindo sangue aos tecidos e órgãos do corpo.[4]

Em ambas as circulações, o sangue sai do coração direto pelas artérias, que diminuem seu calibre progressivamente, até chegar a uma rede de capilares e, volta pelas veias, que aumentam seu calibre cada vez mais até retornar ao coração. Para executarem tais funções, os vasos sanguíneos requerem estruturas próprias, o que justifica as diferenças nas constituições histológicas da parede dos vasos, além da presença de um sistema valvular (exclusivo do sistema venoso).[4]

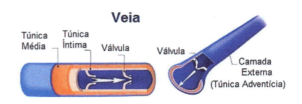

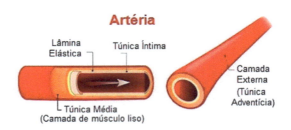

Figura 2.1. Representação esquemática da estrutura da rede venosa.
Extraída de: Uzunian A, Birner E. **Biologia: volume único.** 3. ed. São Paulo: Harbra, 2008.

Na Tabela 2.1 encontram-se as principais diferenças nas características histológicas das camadas entre veias e artérias e, na Tabela 2.2, as principais características vasculares de ambos os vasos.[5]

Tabela 2.1. Principais diferenças nas características histológicas das camadas entre veias e artérias[5]

	Veias	Artérias
Túnica íntima	Constituída por endotélio e escasso tecido conjuntivo subendotelial	Formada por uma fileira de células achatadas (endotélio) com seu maior eixo orientado no sentido do fluxo sanguíneo e sustentada por escasso tecido conjuntivo
	Qualquer traumatismo promove a formação de trombina e inicia o processo inflamatório da flebite	
Túnica média	Formada por uma ou duas camadas de células musculares orientadas circularmente e mostrando fibras reticulares e elásticas de permeio	Formada por tecido conjuntivo com fibroblastos e feixes de colágenos orientados longitudinalmente. Contém pequenos vasos sanguíneos que penetram a certa distância da túnica média
	Contém fibras nervosas designadas por vasoconstrictores e vasodilatadores	
	Altas temperaturas, irritação mecânica ou química pode produzir espasmos no vaso	
		Capaz de controlar o fluxo sanguíneo por meio dos processos de constrição e dilatação

Túnica adventícia	Camada mais externa	
	Composta por tecido conjuntivo que circunda e suporta um vaso	Composta por tecido conjuntivo mais espesso do que o das veias
	Os nervos simpáticos estão situados nesta camada	Os nervos simpáticos estão situados somente nas grandes artérias localizadas no tórax

Tabela 2.2. Principais características vasculares de ambos os vasos[5]

	Veias	Artérias
Características	Transportam sangue **desoxigenado** para o coração Possuem paredes finas Contém **válvulas** para impulsionar o fluxo sanguíneo ao coração Possuem musculatura para se contraírem e expandirem-se **Colabam com a pressão** Existem dois tipos: as superficiais e as profundas Anatomicamente não pulsáteis	Transportam sangue **oxigenado** do coração em direção aos tecidos Paredes espessas **Não possuem válvulas** Tecido elástico nas paredes O musculo liso permite o estreitamento ou a dilatação das artérias **Não colabam facilmente** Normalmente encontram-se no interior dos tecidos e protegidas por músculos **São pulsáteis**

Nas veias, nota-se a presença de válvulas, constituídas por pregas da túnica íntima que se projetam ao lado oposto da luz do vaso com a função de manter o fluxo sanguíneo no sentido cranial (centrípeto), evitando o refluxo.[4]

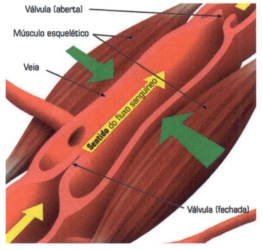

Figura 2.2. Representação esquemática das válvulas dos vasos sanguíneos. Foto extraída do site Anatomia em Foco, capítulo sistema circulatório.

2.3 Veias indicadas para inserção do PICC

Independente da técnica utilizada para inserção do PICC, as veias dos membros superiores são as mais indicadas para realização deste procedimento. Nessa região, a literatura aponta como sendo a área que possui menor número de colonização bacteriana, o que apontaria este local como ideal para minimizar o risco de infecção de corrente sanguínea por via extraluminal.[1]

Em geral, na população adulta o cateter é inserido por veias do **braço**, visto que a rede venosa dessa região possui diâmetros maiores que as veias do antebraço ou do dorso da mão e não são afetadas pela flexão do membro. Porém, na população neonatal, onde a técnica de punção direta é direcionada pela visualização e palpação, as escolhas podem ser diferentes e as veias do dorso da mão e do antebraço podem vir a ser utilizadas.[2]

A literatura aponta como veias ideais do membro superior para esse procedimento a **basílica**, **cefálica**, **braquial** ou **cubital mediana**.[4]

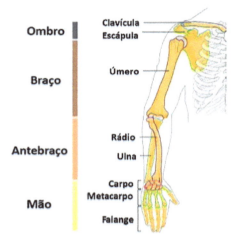

Figura 2.3. Esquematização do membro superior, mostrando a localização das regiões do braço.
Foto extraída do site Toda Matéria.[12]

2.4. Descrição das veias do braço e antebraço

Veia basílica: se origina na margem ulnar do antebraço, considerada **veia superficial**. Nas proximidades da região do cotovelo, recebe mais afluentes, o que aumenta consideravelmente para um calibre muito significativo (4-5 mm) em seu curso no braço. Tem uma profundidade de aproximadamente 1 a 2 cm. Por essas razões, tem as características ideais para ser escolhida como veia de primeira escolha para inserção do PICC. Possui um trajeto retilíneo ao longo do músculo bíceps e termina na veia axilar. Possui poucas válvulas.[1-2-4]

Veia braquial: varia entre 2 e 5 veias satélites ao redor da artéria braquial, considerada **veia profunda**. São identificadas como imagens pequenas, redondas e anecóicas visualmente bem alocadas nos dois lados da artéria braquial. A imagem resultante é muitas vezes descrita como uma forma do "Mickey Mouse", onde a artéria seria a cabeça e as veias, as orelhas. Mantém-se emparelhadas com a artéria braquial e o nervo mediano. Segunda escolha para inserção do PICC. Adequadas em profundidade, porém possuem calibres muito variáveis.[1-2-4]

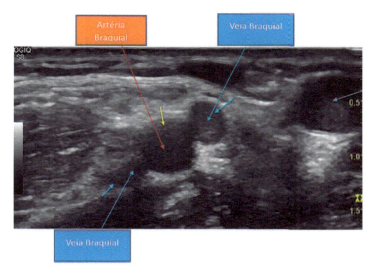

Figura 2.4. Foto do autor da veia braquial ao redor da artéria braquial.

Veia cefálica: é a veia superficial mais longa. Nasce nas proximidades da chamada "caixa anatômica" sobre a borda radial do punho e passa por todo o antebraço. Na altura do cotovelo aumenta consideravelmente de calibre, mas depois se torna fina para chegar ao ombro percorrendo o sulco deltopeitoral, unindo-se com a veia axilar pouco antes da passagem da clavícula e acima da primeira parte das costas. Pouco calibrosas e muito tortuosas. É uma veia de eleição para pacientes obesos ou pacientes que utilizem muletas. Pode-se ter dificuldade na progressão do cateter devido ao ângulo acentuado onde se une a veia axilar. Pela sua localização sobre o musculo bíceps, pode resultar em uma movimentação excessiva do cateter durante a flexão e extensão do braço, causando desconforto e limitando a amplitude.[1-2-4]

De uma maneira geral, segundo a literatura, fica estabelecido a seguinte ordem na escolha dos vasos periféricos dos membros superiores para esse procedimento utilizando-se a técnica de punção direta ou Seldinger:
- Veia basílica em seu curso na porção bicipital-umeral;
- Veias braquiais dentro da parte nervo-vascular;
- Veia cefálica limitada a pacientes obesos.[1]

Na **população pediátrica,** na qual muitas vezes se realiza a inserção do PICC pela técnica da **punção direta**, as veias do dorso da mão e veias do antebraço podem ser utilizadas para realização desse procedimento com esta técnica. Em alguns artigos, verificamos que a veia cefálica na região da fossa antecubital é a mais utilizada para essa inserção. Porém, as complicações relacionadas a movimentação do sítio de inserção, risco de tromboflebite permanecem aumentados.[1-2-4]

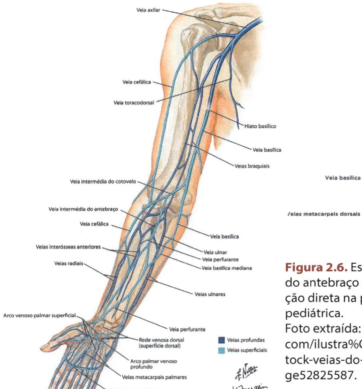

Figura 2.6. Esquematização das veias do antebraço utilizadas para punção direta na população neonatal e pediátrica.
Foto extraída: https://pt.dreamstime.com/ilustra%C3%A7%C3%A3o-stock-veias-do-bra%C3%A7o-image52825587.

Figura 2.5. Principais veias do braço.
Foto extraída do site Frank H. Atlas de Anatomia Humana. 7 ed. Rio de Janeiro: Elsevier, 2018.

2.5. Veias do tórax

Veia axilar: é classificada como veia profunda que se prolonga desde a lateral do tórax até a borda lateral da primeira costela. Recebe a veia braquial no seu ponto central e a veia cefálica próximo da borda da costela. Existem pelo menos três veias supra escapulares e diversas outras veias que se unem a axilar nesta área. Veia muito utilizada para punção em pacientes neonatais quando utilizada a técnica da punção direta. Quando necessário que essa veia seja puncionada em pacientes adultos, é necessário realizar a tunelização para se evitar que o sítio de inserção fique localizado em áreas úmidas propensas a infecção.[1-2-4]

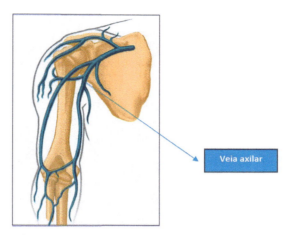

Figura 2.7. Esquema da veia axilar.
Foto extraída do site https://www.atlasdocorpohumano.com/p/imagem/sistema-cardio-vascular/vasos-sanguineos/veias/veia-axilar/.

Veia subclávia: a continuação da veia axilar é a veia subclávia desde a extremidade lateral da primeira costela até a extremidade esternal da clavícula. Esta veia faz um ângulo ascendente à medida que forma um arco por cima da primeira costela e passa sob a clavícula.[5-6]

Veia jugular externa: as veias jugulares drenam a cabeça e a face, juntamente com as veias jugulares internas. As jugulares externas são superficiais, tortuosas e situa-se na borda exterior do pescoço. Elas se unem à veia subclávia no seu ponto central. Em recém-nascidos, o choro facilita a visualização da mesma. O sucesso na punção pode ser obtido com posicionamento adequado da cabeça, do pescoço e dos ombros. O uso do coxim é fundamental.[5-6]

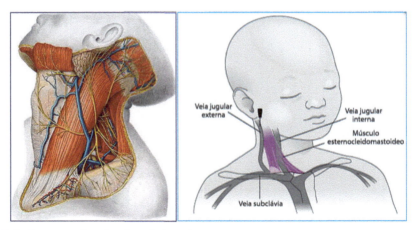

Figura 2.8. Esquematização da veia jugular externa.
Foto extraída do site pt.slideshare.net/slideshow/pescoço.

Veia cava superior: é formada pelas confluências dos troncos venosos braquiocefálicos direito e esquerdo. Encontra-se situada à direita da artéria aorta ascendente. Cada um dos troncos venosos braquiocefálicos é o resultado da união da veia subclávia com a veia jugular (homolateral) por trás das respectivas articulações esternoclaviculares.[5-6]

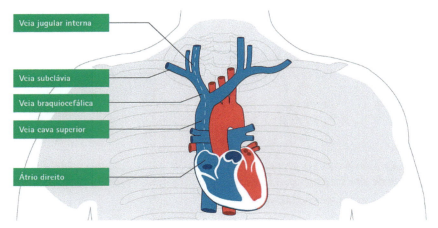

Figura 2.9. Veias do tronco superior.
Foto extraída do site: https://www.bbraun.com.br/pt/produtos-e-terapias/catheter-misplacement.html#acerte-no-ponto-com-certodyn.

■ 2.6. Veias dos membros inferiores

Veia tibial, safena, poplítea e femoral: são veias periféricas muito utilizadas na população pediátrica para inserção de PICC, tanto na técnica de inserção por punção direta como na técnica de Seldinger. Não é aconselhável a punção para inserção de PICC em pacientes adultos por membros inferiores devido ao risco de tromboembolismo.[1-2-4]

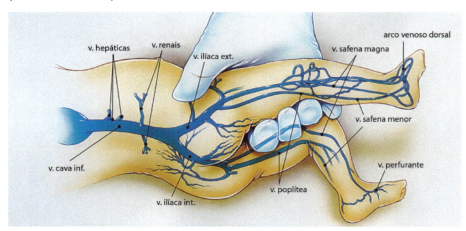

Figura 2.10. Esquematização das veias dos membros inferiores de recém-nascidos.
Foto extraída do Livro Guidelines NANN 2023.

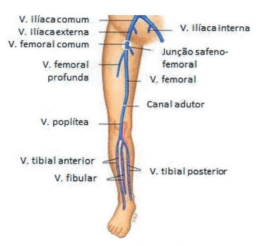

Figura 2.11. Esquematização das veias em membros inferiores possíveis de inserção de PICC. Foto extraída do Livro Guidelines NANN 2023.

Veia Cava Inferior: é um tronco avalvulado que tem origem inferiormente à direita da artéria aorta abdominal pela união das veias ilíacas comuns, que são resultantes da união das veias ilíacas externa e interna (hipogástricas).[5-6]

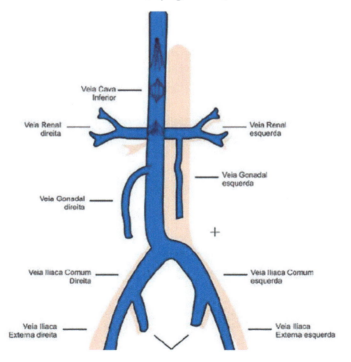

Figura 2.12. Esquematização das veias dos membros inferiores.
Extraída do site: PRS_HMDCC_ASS_028_TERAPIAINFUSIONAL.pdf.

2.7. Veias do couro cabeludo

As veias do couro cabeludo são também utilizadas para inserção do PICC na população neonatal pela técnica da punção direta, apesar do desconforto para os pais da necessidade da tricotomia capilar.[5]

As veias dessa região mais comumente utilizadas são as veias temporal retroauricular ou auricular posterior.

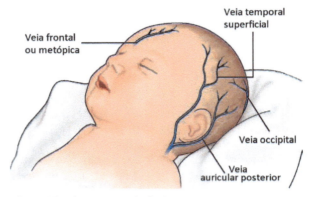

Figura 2.13. Veias da região do couro cabeludo.
Extraída do site https://portal.dzp.pl/nhk/locais-de-puncao-venosa.html.

A veia auricular posterior localiza-se atrás do pavilhão auricular, une-se à veia retromandibular e desce para desembocar na veia jugular externa.

A veia temporal é melhor visualizada acima do osso temporal (na frente da orelha). A palpação da artéria temporal adjacente a ela facilita encontrá-la. Ela une-se à veia retromandibular e desemboca na veia jugular externa. Uma leve tração da pele facilita a progressão do cateter.

Segundo a literatura, as veias do couro cabeludo têm indicação para punção até a idade de 9 meses de vida.

O ideal é avaliar as veias superficiais dos recém-nascidos nos seguintes locais e ordem:[11]

1. Maléolo medial;
2. Maléolo lateral;
3. Fossa retropoplítea;
4. Dorso da mão e punho;
5. Veias do antebraço;
6. Veias da fossa antecubital;
7. Veias do braço;
8. Superfície anterior do couro cabeludo;
9. Superfície posterior;
10. Veia da região cervical.

Referências bibliográficas

1. Pittiruti M, Scoppettuolo G. Manual GAVeCeLT de PICC e cateter MIDLINE. Indicações, inserção e manejo. 1 ed. Editora Edra, 2017. 227p. 1 vol. ISBN: 978-88-214-4718-1.

2. Sharpe LE, Curry S, Wyckoff MM. Peripherally Inserted Central Catheters: Guideline for Practice. 4 ed. National Association of Neonatal Nurses (NANN), 2023. p. 73.

3. Parecer COREN-SP 045/2013 – CT PRCI n° 100.986. Site do Conselho Regional de Enfermagem São Paulo.

4. Harada MJCS, Pedreira MLG. Terapia Intravenosa e Infusões. Capítulo 4. Anatomia do sistema vascular. Serafim GL, Fabrício LN. pag 49-56. ISBN: 973-85-7728-220-3. 2011 .

5. Mendes NT, et al. (editors). Manual de enfermagem em emergências: Acesso Venoso. 2 ed. São Paulo: Atheneu, 2019. 473 p. 1 vol. ISBN: 978-85-388-0923-4.

6. Avelar AFM. Métodos de avaliação da rede venosa. In: Harada MJCS, Pedreira MLG. (eds.) Terapia Intravenosa e Infusões. 1 ed. São Caetano do Sul. 2011 . p. 454-71.

7. Dawson RB. PICC Zone Insertion MethodTM (ZIMTM): a systematic approach to determine the ideal insertion site for PICCs in the upper arm. J Assoc Vasc Access. 2011;16(3):156-60, 162-5. http://dx.doi.org/10.2309/java.16-3-5.

8. Alves DA, Lucas TC, Martins DA, Cristianismo RS, Braga EVO, Guedes HM. (2019). Avaliação das condutas de punção e manutenção do cateter intravenoso periférico. Revista de Enfermagem do Centro-Oeste Mineiro, 9: e3005. https://doi.org/10.19175/recom.v9i0.3005.

9. Recco AR. Tecnologia educacional para punção venosa periférica no adulto: uso do localizador de veia. Ribeirão Preto, 2019. Dissertação de Mestrado .

10. Sharpe LE, Curry S, Wyckoff MM. Peripherally Inserted Central Catheters: Guideline for Practice. 4 ed. National Association of Neonatal Nurses (NANN), 2023. p. 73.

11. Barone G, Pittiruti M. Epicutaneo-caval catheters in neonates: New insights and new suggestions from the recent literature. J Vasc Access. 2020 Nov;21(6):805-9. doi: 10.1177/1129729819891546. Epub 2019 Dec 5. PMID: 31804149.

12. Equipe do Site Toda Matéria. Ossos do braço. Disponível em: https://www.todamateria.com.br/ossos-do-braco/. Acesso em: 18/12/2024.

Tecnologias para auxilio na visualização da rede venosa

3

Solange Antonia Lourenço

■ 3.1 Utilização da ultrassonografia vascular

A literatura mostra que a utilização da ultrassonografia vascular (USV) para auxiliar na visualização da rede venosa para Inserção do PICC tem demonstrado resultados positivos de sucesso na punção, muito superiores a punção realizada sobre visualização direta e palpação, principalmente em pacientes denominados *Difficult intravenous access* (DIVA), ou seja, pacientes com acesso venoso difícil.[1]

Atualmente já existem escalas internacionais validadas no Brasil para avaliação dos pacientes com acesso venoso difícil, que determinam a utilização da ultrassonografia vascular para esses pacientes facilitando então esta prática.[2]

Os pacientes com histórico de acesso venoso dificil e que possuem comorbidades como diabetes, obesidade, oncológicos, internações prévias, uso de anticoagulantes e antiagregantes plaquetários, restrição de membros para punção e outros, são candidatos ao uso de tecnologias de imagem para realização de punções periféricas.[2]

Esses pacientes, quando necessitam de acesso periférico para sua terapêutica, não apresentam veias visíveis e palpáveis, o que dificulta a punção venosa. Desta forma o uso da tecnologia pode favorecer a realização do procedimento.[2]

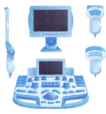

Figura 3.1. Esquema do equipamento de ultrassonografia.
Figura extraída do site https://br.freepik.com/vetores/ultrassonografia.

Atualmente, as organizações internacionais que discutem segurança ao paciente em acesso vascular (AVA, INS, EPIC), orientam como ponto ouro que a punção venosa, seja para inserção de um dispositivo periférico ou central o uso da ultrassonografia vascular (USV) é essencial, para sucesso na punção e evitar riscos. Deve ser utilizada para realização da punção assim como para exploração da rede venosa que faz parte do caminho a ser percorrido pelo cateter.[3]

Para isso, é necessário um equipamento leve, portátil de fácil limpeza e com as seguintes características:[1]

- Sonda linear de comprimento de onda entre 7-10 Mhz e não muito grande (por exemplo, entre 26-38 mm);
- Boa definição de imagem, ou seja, a capacidade de identificar facilmente o nervo mediano na digitalização transversal na metade do braço;
- Possuir uma qualidade suficiente para visualizar a ecogenicidade das veias e artérias;
- Extrema praticidade na utilização dos seguintes comandos profundidade, ganho, e congelamento da imagem;
- Toque de tela *touch-screen* para gestão.

A presença do doppler colorido não é indispensável, dado que na grande maioria dos casos, a implantação de um PICC simplesmente exige uma ultrassonografia bidimensional. A trombose de veias do braço e da região da veia subclávia pode ser descoberta e diagnosticada por meio da compressão dos vasos com base no mau funcionamento da colapsilidade quando realizada a pressão na sonda (*compression ultrasonography*) sobre as veias.[4]

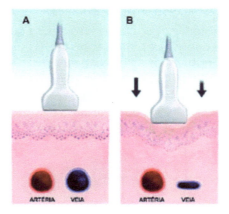

Figura 3.2. Esquema de avaliação da compressibilidade venosa pelo transdutor do microscópio.
Figura extraída do site: esearchgate.net/figure/Figura-7-A-E- fig24_359881836.

Atualmente, no mercado já existem equipamentos seriados com *wireless* que simplifica o manuseio pelo operador.

3.2 Princípios da ultrassonografia

Baseia-se na emissão de ondas ultrassônicas por um transdutor composto por cristais cortados desenvolvidos em material piezoelétrico, que ao serem submetidos a um campo elétrico, apresentam variações em sua espessura, resultando em movimentos das faces do cristal e emissão de ondas sonoras. As ondas sonoras são emitidas até o órgão ou outra estrutura orgânica e retornam ao mesmo transdutor na forma de eco com desenvolvimento de campo elétrico e formação de imagem ultrassonográfica no monitor do equipamento, comumente denominada de imagem em tempo real.[5]

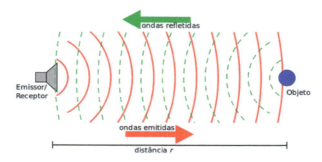

Figura 3.3. Princípio da ultrassonografia (emissão e eco) Foto extraída do site.
Fonte: https://medsystem.eng.br/ultrassonografia-o-som-como-metodo-diagnostico-na-medicina/.

A forma do transdutor é escolhida de modo que o som forme um feixe com uma direção bem definida. A recepção de sinais de eco refletidos e dispersos pelo transdutor proporciona informações sobre as propriedades acústicas do meio, tornando possível a produção de imagens no USV no modo brilho e permite a detecção de movimento usando o efeito Doppler. Esse campo gera sinais que podem ser amplificados e processados em formato adequado para exibição em um osciloscópio ou registrador em imagem em escala de cinza observada pelo operador.[5]

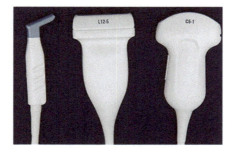

Figura 3.4. Exemplos de transdutores existentes no mercado.

Equipamentos que operam em frequência de 7,5 a 15 MHz podem ser utilizadas para localizar veias e artérias de duas formas: longitudinal e transversal. De acordo com o posicionamento do transdutor e da aquisição de imagens que permitam ao operador verificar a diferenciação entre veia e artéria simplesmente com a compressão do transdutor contra a pele. Por alguns instantes, o operador visualiza o colabamento da veia a e a contínua pulsação da artéria.[5]

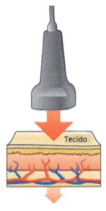

Figura 3.5. Posicionamento para insonação sobre a pele.
Foto extraída do site: https://medsystem.eng.br/ultrassonografia-o-som-como-metodo-diagnostico-na-medicina/.

Benefícios da utilização da ultrassonografia vascular na punção:[5]
- Método não invasivo;
- Segurança na realização do procedimento;
- Auxilia na visualização da rede venosa em tempo real;
- Certificação da permeabilidade do vaso (estenose, trombose);
- Identificação da posição anômala, conduzindo o operador a escolha de outro local para punção se necessário;
- Diferenciação de veias e artérias, reduzindo punções acidentais;
- Aumento do sucesso da primeira punção; redução do trauma tecidual e flebite mecânica;
- Possibilita o acesso a vasos calibrosos em membro superior;
- Relação custo-benefício favorável quando comparado a radiologia intervencionista convencional;
- Aumento da satisfação e conforto paciente, familiar ou responsável;
- Redução das taxas de complicações.

Restrições e desvantagens:[5]
- Exige adequada capacitação do profissional para o manuseio e interpretação correta das imagens;
- Requer mudança na habilidade de punção com necessidade do desenvolvimento da coordenação mãos-olhos que deve ser focada no monitor do equipamento;
- Custo do equipamento.

Em termos de relações entre a veia e o probe do equipamento de USV, falamos sobre a visualização no **eixo transversal** (quando o eixo principal da veia esta **perpendicular** ao plano da sonda) ou visualização no **eixo longitudinal** (quando o eixo da veia esta **paralelo** ao plano da sonda).[5]

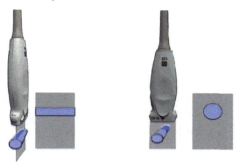

Figura 3.6. Posicionamento do probe do equipamento. Eixo transversal ou longitudinal.
Fonte: https://www.medicofisiatra.com.br/post/aprendendo-sobre-a-ultrassonografia-
-no-sistema-locomotor-a-f%C3%ADsica-do-ultrassom.

Em termos de relações espaciais entre a agulha e a sonda do equipamento de ecografia, falamos de uma punção *out-of-plane* quando o percurso da agulha não está contido no plano da sonda. Ou punção *in-plane* quando o percurso da agulha está todo contido neste plano.[1-5]

A vantagem da punção in plane é de permitir a visualização total da agulha a qualquer momento no interior do vaso, reduzindo o risco de danos acidentais e estruturas vizinhas. No geral, a punção *out-of-plane* é muito utilizada para punções dos membros.[1]

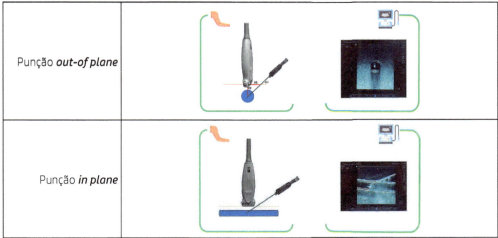

Figura 3.7. Exemplificação das formas de utilização do transdutor do equipamento de USV e visualização da agulha em seu interior.
Imagem extraída sitehttps://www.medicofisiatra.com.br/post/aprendendo-sobre-a-ultrassonografia-no-sistema-locomotor-a-f%C3%ADsica-do-ultrassom.

3.3 Uso dos localizadores de veias - transiluminação ou tecnologia NIR (luz infravermelha)

O uso da transiluminação foi descrita em 1970, sendo utilizada para avaliação da superfície das veias e estruturas adjacentes a partir da emissão de luz por meio de fibras ópticas e que auxiliam na punção periférica. Em geral, atingem uma profundidade de 3 a 6 mm dependendo da cor utilizada.[6]

As veias podem ser identificadas como linhas escurecidas devido a absorção de luz pela hemoglobina desoxigenada, enquanto o subcutâneo reflete a luz e se apresenta róseo. Dessa forma, as veias se apresentam mais nítidas e definidas. É um procedimento fácil de ser ensinado e de prática aplicabilidade.[6]

A transiluminação realizada com venoscópio possibilita a confirmação da permeabilidade vascular, com a interrupção e retorno do fluxo sanguíneo no trajeto venoso quando se comprime o equipamento sobre a região a ser avaliada. Há equipamentos que utilizam fibras ópticas e permitem a rotação e ajuste para o posicionamento adequado sobre a pele do paciente. Para uma utilização adequada do equipamento é necessário que a luz do ambiente seja reduzida para possibilitar uma avaliação mais precisa.[6]

Outro modelo é o venoscópio com luz de LED com adição da luz branca, verde e vermelha no modelo neonatal, permite utilizar a trans iluminação direta ou transdérmica, iluminação oposta ou iluminação bilateral.[7]

Outro método de trans iluminação é a utilização da luz infravermelha ou tecnologia NIR (tecnologia *Near Infrared*). A imagem projetada nas veias do paciente na pele do paciente mostra as veias em tom escuro e a pele em tom verde, mostra inclusive as bifurcações de veias. É um equipamento mais robusto, que permite enxergar padrões venosos em até 15 mm de profundidade e veias clinicamente relevantes em até 10 mm.[7]

O Centers for Disease Control and Prevention, o Royal College of Nursing e a Infusion Nurses Society (INS), são exemplos de instituições que orientam cuidados específicos no que tange a utilização de tecnologias que auxiliem na visualização da veia, tal qual o uso do venoscópio (transiluminador cutâneo portátil) durante a inserção de cateteres venosos periféricos.[7]

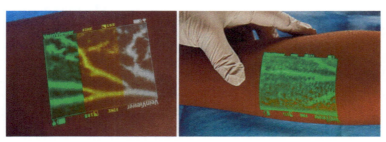

Figura 3.8. Aplicação da transiluminação.
Foto retirada do site Vein Vewer – Hemocat .

A INS considera a utilização desta tecnologia para veias de até 7 mm de profundidade. Um exemplo disto é a possibilidade de utilização em pacientes neonatais, obesos e de pele escura.[4]

Estudo randomizado sobre o uso da transiluminação em crianças com histórico de veias difíceis evidenciou muitos benefícios principalmente em aumentar o sucesso das punções na primeira tentativa.[7]

Referências bibliográficas

1. Pittiruti M, Scoppettuolo G. Manual GAVeCeLT de PICC e cateter MIDLINE. Indicações, inserção e manejo.1ª edição Editora Edra 2017 227p. 1 vol. ISBN: 978-88-214-4718-1.

2. Muller PCS. Dissertação de mestrado. Adaptação transcultural e validação clínica da Difficult Intravenous Access Score – DIVA score para uso no Brasil. Universidade Federal do Paraná, 2015. 115 p.

3. Harada MJCS, Pedreira MLG. Terapia Intravenosa e Infusões. Capítulo 4 Anatomia do sistema vascular 2011 pag 49-56 ISBN: 973-85-7728-220-3.

4. Mendes NT, et al. (editors). Manual de enfermagem em emergências: Acesso Venoso. 2ª edição Rev. ed. São Paulo: Atheneu, 2019. 473 p. 1 vol. ISBN: 978-85-388-0923-4.

5. Recco AR. Tecnologia educacional para punção venosa periférica no adulto: uso do localizador de veia. Ribeirão Preto, 2019. Dissertação de Mestrado .

6. Avelar AFM. Métodos de avaliação da rede venosa. In: Harada MJCS, Pedreira MLG. (eds.) Terapia Intravenosa e Infusões. 1 ed. São Caetano do Sul , 2011:454-71

7. Alves DA, Lucas TC, Martins DA, Cristianismo RS, Braga EVO, Guedes HM. (2019). Avaliação das condutas de punção e manutenção do cateter intravenoso periférico. Revista de Enfermagem do Centro-Oeste Mineiro, 9: e3005. https://doi.org/10.19175/recom.v9i0.3005.

Indicações e possíveis contraindicações para inserção do PICC

Solange Antonia Lourenço (4.1 a 4.3)
Ricardo Prete (4.4 a 4.5)

■ 4.1 Indicações para inserção do PICC nos pacientes adultos

A escolha do dispositivo venoso mais adequado, de uma forma geral, se baseia especialmente na utilização a que se destina o acesso, no tipo de medicamento ou soluções que serão utilizadas, no contexto em que será utilizado (intra ou extra-hospitalar) e na duração para o qual se destina.[1]

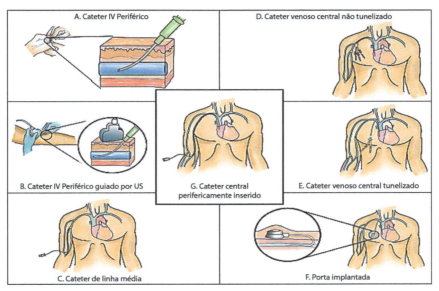

Figura 4.1. Variáveis de acesso venoso.
Foto extraída do artigo The Michigan Appropriateness Guide for Intravenous Catheters (MAGIC): Results From a Multispecialty Panel Using the RAND/UCLA Appropriateness Method 2015.[1]

O PICC é um cateter venoso central inserido por **veias periféricas**, que se diferencia do cateter central de inserção central (CCIC) que é inserido por **veias centrais**. Todos os dispositivos cuja ponta chega na proximidade da junção entre a veia cava superior e o átrio direito (JCA), são considerados cateteres centrais. Esta posição é considerada ideal para permitir uma infusão de soluções de qualquer pH e qualquer osmolaridade, graças ao alto fluxo sanguíneo da veia cava superior (aproximadamente 2 L/min) em pessoas saudáveis, que mitiga o potencial lesivo dessas soluções em contato com o endotélio do vaso.[1]

Essa posição tambem é considerada ideal para monitoramento hemodinâmico. A utilização do PICC para aférese ou diálise apresenta dificuldades técnicas devido a necessidade de alto fluxo de entrada e saída sanguínea e pode ser realizada somente em casos especiais, sendo assim não tem recomendação na prática clínica.[1]

Uma diferenciação importante entre os cateteres centrais (CCIC ou CCIF) e os PICCs é o tempo de utilização. Os CCIC não são adequados para utilização extra-hospitalar (ou seja, para uso domiciliar), pois possuem pontos de fixação que podem facilmente afrouxarem-se e o paciente sofrer uma perda acidental. Além disso a orientação de uso deste material é de no máximo 30 dias. Isso pode atrapalhar o tempo de tratamento quando é prolongado, ao contrário dos cateteres de PICC que tem um prazo de utilização superior a 1 ano, segundo o fabricante do dispositivo.[2]

Reconhecendo a necessidade de estabelecer indicações baseadas em evidências para dispositivos intravasculares e especificamente PICCs, uma organização internacional reuniu-se em um painel de especialistas com a presença de pacientes para juntos elaborarem um algoritmo de escolha de dispositivo, ideal para cada cenário construído por eles, pensando no tempo e nas características da solução. Isto aconteceu na Universidade do Michigan nos Estados Unidos e transformou-se em um artigo com vários algoritmos muito utilizado pela terapia infusional para indicação dos dispositivos periféricos ou centrais.[2]

Uma revisão sistemática da literatura foi realizada e divulgada ao painel de 15 membros para avaliação de 665 cenários de pacientes, para determinar o efeito na clínica na tomada de decisão. Dispositivos incluindo cateteres periféricos, guiados ou não por ultrassom, cateteres de linha média, cateteres venosos centrais de curta permanência (CVC), cateteres tunelizados e cateteres totalmente implantados foram comparados aos PICCs. Além disso, cenários que avaliam a adequação de dispositivos individuais também foram criados. Cada cenário foi avaliado com base na adequação do PICC a outro dispositivo.[2]

O Método de Adequação RAND/UCLA foi utilizado nessa atividade e incorporado ao trabalho. Ele sintetiza as informações, a seleção de painelistas e os cenários de pacientes. Determinou-se, então, um processo de classificação e análise de resultados, todos específicos para dispositivos venosos.[2]

A seguir, apresentamos os resultados obtidos e analisados nesse guia de adequação, denominado de **MAGIC 2015**, para a indicação do PICC:

1. Pacientes clinicamente estáveis que necessitam de terapia intravenosa com incompatibilidade periférica a soluções por mais de 14 dias;
2. Pacientes hemodinamicamente instáveis, nos quais a monitoração cardíaca ou o uso de vasopressores serão necessários por mais de 15 dias;
3. O PICC é preferível ao CVC para uso em pacientes gravemente enfermos com distúrbios hemorrágicos e que necessitam de 15 dias ou mais de tratamento endovenoso;

4. Para uso com infusões contínuas de nutrição parenteral vesicante, soluções irritantes ou não compatíveis perifericamente com qualquer duração de tempo;

5. Para infusões de medicamentos quimioterápicos em pacientes com câncer ativo quando o tratamento dura mais de 3 meses;

6. Para pacientes queimados onde a implementação precoce do PICC diminui o risco de bacteremia;

7. Para uso em populações crônicas ou com necessidade de acesso venoso vitalício (anemia falciforme, fibrose cística, intestino curto) ou aqueles hospitalizados com uma frequência de 6 ou mais vezes por ano (PICC tunelizado é o mais indicado);

8. Para uso em pacientes em tratamento paliativo, em situação de morte ativa ou em cuidados paliativos que necessitem de soluções intravenosas;

9. Aprovação prévia do nefrologia se a taxa de filtração glomerular (TFG) for inferior a 30 ou creatinina maior de 2,0;

10. PICCs de lúmen único são preferidos, a menos que haja indicação específica para lúmen adicional. Usar PICC de menor calibre com menos lúmens para reduzir o risco de trombose venosa profunda (TVP) ou infecções.

A seguir, estão os algoritmos mais importantes que podem subsidiar as indicações do PICC na população adulta extraída deste artigo.[2]

Tipo de dispositivo	Proposta de duração da infusão			
	≤ 5 d	6-14 d	15-30 d	≥ 31 d
Cateter IV periférico	Sem preferência entre cateteres IV periféricos e cateteres IV periféricos guiados por US para uso ≤ 5 d			
Cateter IV periférico guiado por US	Cateter IV periférico guiado por US preferível a cateter IV periférico se proposta de duração for de 6-14 d			
Cateter venoso central agudo/ não tunelizado	Cateter venoso central é preferível em pacientes críticos ou se for necessário monitoramento hemodinâmico por 6-14 d			
Cateter de linha média	Cateter de linha média é preferível ao PICC, se a duração proposta for de ≤ 14 d			
PICC		PICC é preferível ao cateter de linha média se a duração proposta da infusão for ≥ 15 d		
Cateter tunelizado				PICC é preferível ao cateter tunelizado e portas para infusão de 15-30 d
Porta				

| Apropriado | Neutro | Inapropriado | Desacordo |

Figura 4.2. Recomendações de dispositivos de acesso venoso para infusão de infusato perifericamente compatível.
IV = intravenoso; PICC = cateter central de inserção periférica; US = ultrassonografia.
Fonte: extraída do artigo.

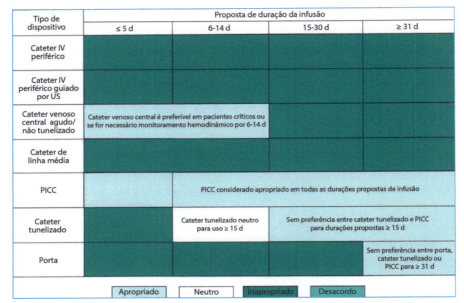

Figura 4.3. Recomendações de dispositivos de acesso venoso para infusão de infusatos não compatíveis perifericamente.
Fonte: extraída do artigo.

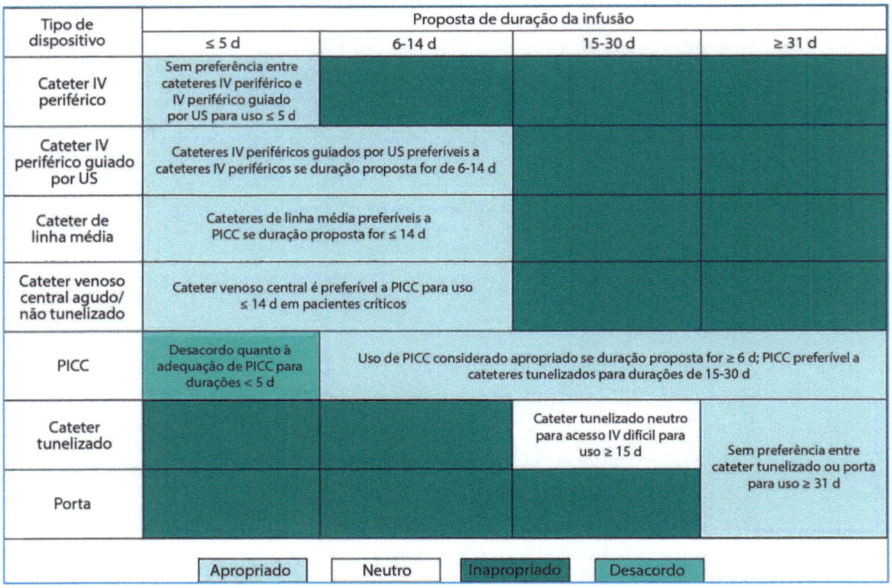

Figura 4.4. Recomendações de dispositivos de acesso venoso para pacientes com acesso venoso difícil.
IV = intravenoso; PICC = cateter central de inserção periférica; US = ultrassonografia.
Fonte: extraída do artigo.

Tipo de dispositivo	Proposta de duração da infusão			
	≤ 5 d	6-14 d	15-30 d	≥ 31 d
Cateter IV periférico	Sem preferência entre cateter IV periférico e IV periférico guiado por US para uso ≤ 5 d			
Cateter IV periférico guiado por US	Cateter IV periférico guiado por US preferível se acesso venoso difícil			
Cateter de linha média	Cateter de linha média preferível a PICC se duração proposta for ≤ 14 d		Cateter de linha média neutro para flebotomia frequente nessa duração	
Cateter venoso central agudo/ não tunelizado	Cateter venoso central é preferível a PICC para uso ≤ 14 d em pacientes críticos			
PICC	Desacordo quanto à adequação de PICC para durações < 5 d	Uso de PICC considerado apropriado se duração proposta for ≥ 6 d; PICC preferível a cateteres tunelizados para durações de 15-30 d		
Cateter tunelizado			Cateter tunelizado neutro para acesso IV difícil para uso ≥ 15 d	
Porta	Portas inapropriadas para flebotomia frequente, independente da duração proposta de uso			

Apropriado | Neutro | Inapropriado | Desacordo

Figura 4.5. Recomendações de dispositivos de acesso venoso para pacientes que necessitam de flebotomia frequente.
IV = intravenoso; PICC = cateter central de inserção periférica; US = ultrassonografia.
Fonte: extraída do artigo.

Atualmente, mais de 20 diretrizes elaboradas por 10 organizações diferentes são reconhecidas internacionalmente como recomendações de padrões de cuidados e seleção de dispositivos para acesso vascular e auxiliam sobre as indicações ideais para PICC. Dentre elas, estão a INS, EPIC, WOCOVA e outras.

4.2. Indicações para inserção do PICC na população neonatal

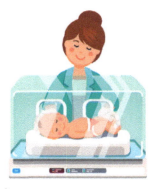

Figura 4.6. Pacientes de 0 a 28 dias.
Desenho extraído de https://pt.dreamstime.com/illustration/neonatal.html

A escolha do acesso venoso no recém-nascido depende de muitos fatores, incluindo:[3]

- Momento em que a necessidade de um acesso venoso é identificada (no nascimento ou após o nascimento);
- As condições clínicas do recém-nascido (estável ou agudo grave);
- Duração prevista do tratamento intravenoso;
- Tipo de soluções a serem infundidas.

Os diagramas apresentados a seguir, propostos pelo Grupo GAVeCelt (Grupo italiano fundado em 1998, que se dedica a estudos em dispositivos de acesso venoso de longo prazo), orientam as indicações de cateteres venosos para bebês segundo o grau de gravidade e necessidade terapêutica do paciente.[4]

São divididos em dois momentos:

- **Momento 1:** na hora do nascimento;

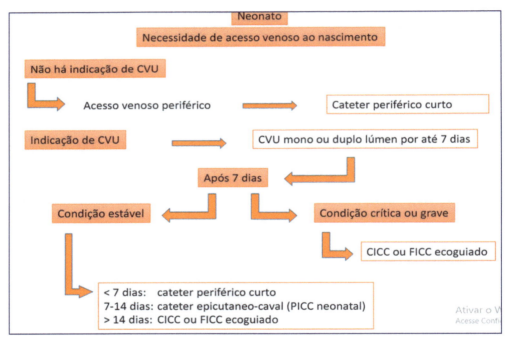

Figura 4.7. Diagrama de escolha de cateter venoso para recém-nascidos.
Extraída do site: https://davexpertpor.gavecelt.it/sites/default/files/08_neonato_acesso_venoso_apos__24_horas_do_nascimento.pdf.

■ **Momento 2:** após 24 horas de nascimento.

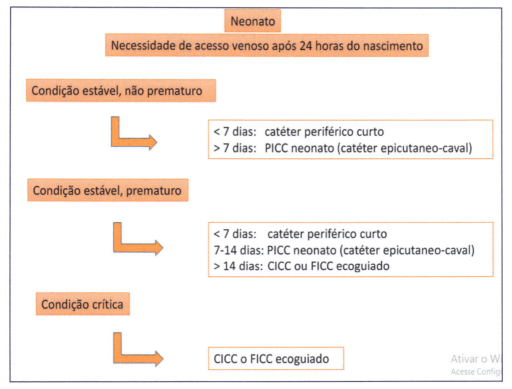

Figura 4.8. Diagrama de escolha de cateter venoso para recém-nascidos após 24 h do nascimento.
Extraída do site https://davexpertpor.gavecelt.it/node/156.

O cateter PICC considerado aqui para esta população é denominado *cateter epicutâneo-caval*, devido às veias estarem localizadas muito superficialmente. É um cateter inserido por punção venosa direta sob visualização e palpação em veias superficiais, denominada *punção venosa as cegas*, usando como guia partes anatômicas.[1]

As dificuldades de uso desse dispositivo referem-se a: baixos fluxos, posicionamento da ponta que nem sempre fica central, não é possível realizar monitoramento hemodinâmico, não serve para coleta de exames. O sucesso na inserção fica em torno de 60-70%. Em geral, são de 1,0 a 2,0 French, sendo o último muito utilizado na versão dupla via.[1]

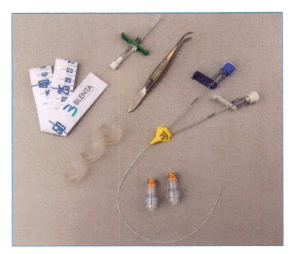

Figura 4.9. Exemplo de kit de punção percutânea para a população neonatal. Fonte: foto do cateter BLENTA nacional.

Fundado em 2007, o AVATAR é um grupo de pesquisa australiano fundado pela professora Claire Rickard, que elaborou em 2020 vários algoritmos para indicação de cateteres centrais em pacientes neonatais e pediátricos, denominado mini Magic. Atualmente, o artigo desenvolvido por esse grupo já foi traduzido e validado pela Dra. Mavilde para o Brasil.[5-6]

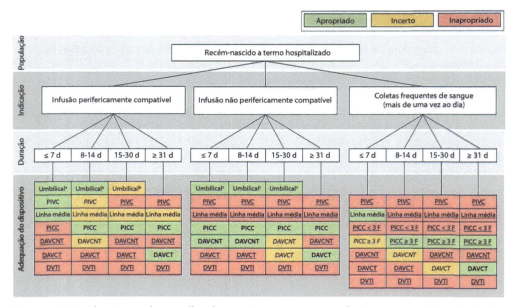

Figura 4.10. Algoritmo de escolha de cateteres para a população neonatal (0 a 30 dias). Figura extraída do artigo da referência bibliográfica número 5.

4.3. Indicações para inserção do PICC em pacientes pediátricos (consideramos de 29 dias de vida a 18 anos)

Os dispositivos para acesso venoso apropriados na emergência do paciente pediátrico são substancialmente todos de curta duração, como os periféricos (cateter curto e mini-*midline*) ou centrais (CICC e FICC não tunelizados). Na emergência, o PICC, a linha média tradicional (*midline*), os cateteres tunelizados e os dispositivos para acesso venoso de longa duração não têm um papel relevante.[1]

É importante notar que o termo "emergência" se refere, também, ao acesso venoso periférico e central inserido de modo não programado, antes de um procedimento cirúrgico urgente ou não. Esses acessos venosos têm necessidade de remoção preferencial dentro 24 a 48 horas. De fato, o posicionamento em emergência (em caráter de urgência e não programado), geralmente, não é compatível com a aderência adequada às recomendações internacionais para prevenção de infecções.[1]

Para crianças maiores e inserções de cateteres *POWER line*, é necessário que a veia tenha um calibre 3 vezes maior que o calibre do cateter e deve estar em pelo menos dentro de 1 cm de profundidade. A exploração com cuidado da rede venosa pediátrica é necessária para uma avaliação adequada do tamanho do vaso.[1]

Os dispositivos mais comumente utilizados nesta população são os PICCs 3 e 4 french mono ou duplo lumen, cujas veias devem ter um calibre superior a 3 mm.[1]

Para pacientes internados na área hospitalar sua indicação faz-se necessária em pacientes hematológicos, candidatos a exames radiológicos por meio de contrastes intravenosos, pacientes pediátricos crônicos, oncológicos ou que sofrem de distúrbios neurológicos, nutrição parenteral, quimioterapia ou para terapias prolongadas com antibióticos.[1]

Para pacientes que necessitam de medicações endovenosas extra-hospitalares, contínuas ou intermitentes, o PICC torna-se essencial.[1]

O único aspecto negativo da utilização desse dispositivo é a possível interferência nas atividades físicas da criança.[1]

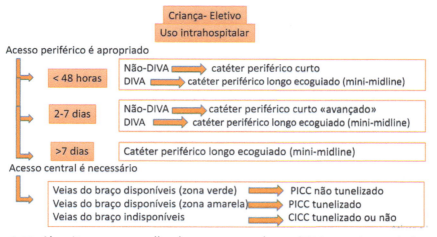

Figura 4.11. Algoritmo para escolha de acesso vascular pediátrico paciente eletivo no ambiente hospitalar. Proposta de algoritmo do Grupo GaVeCelt.

A seguir encontram-se duas propostas de escolha de acesso vascular para a população pediátrica pelo Grupo AVATAR descritas no artigo miniMagic de 2020. Vale a pena conhecer este artigo, que tem várias propostas de escolha de acesso vascular que servem para nortear a indicação dos dispositivos para essa população nas mais diversas necessidades.

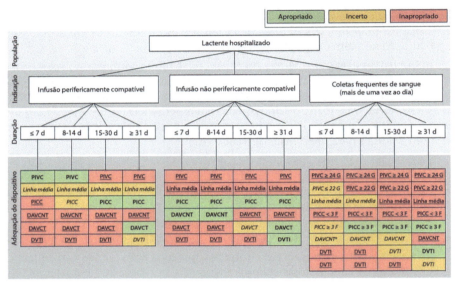

Figura 4.12. Algoritmo de escolha para pacientes de 31 dias a 1 ano de idade. Algoritmo extraído da referência bibliográfica 5.

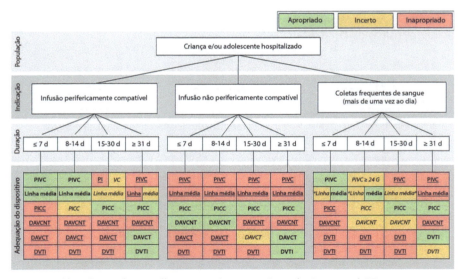

Figura 4.13. Algoritmo de escolha para crianças acima de 1 ano até 18 anos. Algoritmo extraído da referência bibliográfica 5.

4.4 Uso de cateteres venosos centrais na terapia nutricional parenteral

Introdução

A infusão da terapia nutricional por via intravenosa denominada nutrição parenteral (NP) é considerada um importante recurso terapêutico para a maioria dos pacientes hospitalizados ou não que por algumas condições clínicas não atingem a meta de pelo menos 60% das necessidades nutricionais necessárias por via gastrointestinal. Por vezes, a utilização desta via representa uma condição prioritária de atendimento.[7]

Algumas indicações para a utilização da NP são: trato gastrointestinal não funcionante ou tentativa de infusão enteral fracassada, condições que impeçam o uso do trato gastrointestinal por mais de 10 dias em adultos, aporte enteral insuficiente, fístula gastrointestinal, pancreatite aguda, síndrome do intestino curto, entre outras. A NP é contraindicada quando o risco supera o benefício deste aporte nutricional, por exemplo, em pacientes hemodinamicamente instáveis, em casos de insuficiência cardíaca com retenção hídrica ou em pacientes com insuficiência renal sem tratamento dialítico.[8]

Em alguns casos quando a nutrição enteral não atinge a meta nutricional adequada, recomenda-se o uso da nutrição parenteral suplementar (NPS). Em pacientes graves as diretrizes atuais sugerem que a NPS seja utilizada somente após a primeira semana de internação e após tentativa de administração da terapia nutricional enteral.[9]

Historicamente a administração por via intravenosa bem-sucedida foi demonstrada por Dudrick et al. na década de 1960 e marcou um grande avanço no fornecimento da nutrição parenteral.[10]

Ela é considerada de curta duração quando o tempo de infusão não excede 15 dias. Quando supera esse período, é considerada de longa duração. A NP é uma solução contendo dextrose, aminoácidos, eletrólitos, vitaminas, minerais, oligoelementos e emulsões lipídicas, dentre outros produtos.[7]

Para a infusão por via intravenosa é necessário a utilização de dispositivos de acesso vascular (DAV) periféricos ou centrais. A escolha do dispositivo mais adequado e o manejo correto com essa via de acesso venoso são fundamentais para minimizar eventos adversos e garantir o sucesso da terapia.[7]

As complicações relacionadas ao uso da NP por via parenteral podem ser divididas em mecânicas, infecciosas, metabólicas ou nutricionais. Podem ainda ser consideradas agudas quando relacionadas ao acesso venoso, hiperglicemia, problemas com a hidratação e balanço de eletrólitos, alterações lipídicas e síndrome de realimentação ou crônicas quando pode acontecer trombose, infecções e complicações hepáticas.[8]

É fundamental perceber que algumas dessas complicações se associam a distúrbios funcionais com potencial risco de vida, sendo necessário que medidas sejam tomadas para tratamento e prevenção de novas ocorrências. A síndrome da realimentação é uma complicação nutricional decorrente da instalação inadequada da reintrodução alimentar, que merece destaque nos pacientes sujeitos à nutrição parenteral que são desnutridos ou que passaram um longo período sem suporte nutricional.[8]

As complicações associadas ao uso desses dispositivos e a NP possuem como causas principais a presença de um dispositivo de acesso vascular (DAV) inserido em um vaso sanguíneo, sua indicação que pode estar incorreta, o tipo de cateter, e o posicionamento inadequado da ponta do dispositivo quando falamos em dispositivo central.[8]

O tipo de cateter tem relação com o volume, a composição e a concentração da solução utilizada, além do tempo previsto para infusão da terapia.[7]

A utilização de um DAV com infusão de NP exige um monitoramento contínuo por parte dos profissionais de saúde para evitar complicações graves. Deve haver todos os cuidados antes da administração com o manuseio do produto, como retirar a NP manipulada 30 a 60 minutos antes da infusão (feita por bomba contínua de fluxo em 24h) e sempre trocar o equipo em cada bolsa a ser infundida. E, ainda, é importante fazer uma monitorização laboratorial e clínica dos pacientes, com medição diária do peso, balanço hidroeletrolítico, balanço nitrogenado, monitorização quanto aos distúrbios de fluidos e balanço ácido básico.[8]

■ Critérios para escolha do DVA

A triagem nutricional é um passo primordial a ser realizado antes da indicação da NP como terapia primária e seus riscos relacionados ao uso de DVA, para diminuir os riscos de complicações agudas e crônicas decorrente de alterações metabólicas.[8]

Vários são os critérios que precisam ser considerados na escolha do melhor dispositivo venoso para administração da TN. São eles:

- Condições clínicas do paciente;
- Histórico de acesso vasculares prévios;
- A condição da rede venosa;
- O resultado atual de exames sanguíneos;
- A natureza da terapia;
- O local da sua utilização (ambiente hospitalar ou domiciliar);
- Tempo de utilização da terapia.

Para uma adequada infusão da NP, devemos garantir uma via segura conforme a osmolaridade da solução a ser utilizada.

Podem ser utilizados DAV para acesso periférico ou central, incluindo o cateter central de inserção periférica (PICC). A osmolaridade dessas soluções que podem chegar a ser de 3 a 8 vezes maiores que a osmolaridade sérica normal, vai definir qual o tipo de dispositivo mais bem indicado para a infusão.[9]

A composição dos nutrientes, incluindo carboidratos, aminoácidos, eletrólitos, minerais e vitaminas é o que contribui na constituição desta osmolaridade. O maior contribuinte da alta osmolaridade é a glicose, que pode chegar a concentrações acima de 12% e não podem ser administradas por via periférica.[8]

A infusão das soluções com alta osmolaridade em vasos pequenos com baixo fluxo sanguíneo podem causar flebites e tromboflebites. Para essas soluções é necessário o uso de cateteres centrais cuja ponta deve estar posicionada na junção cavo-atrial ou em veia cava inferior no caso de pacientes pediátricos.[10]

Atualmente, com o desenvolvimento de novos compostos farmacêuticos com menor osmolaridade e tecnologias cada vez melhores nos dispositivos periféricos, tem aumentado a possibilidade de utilização da via periférica para terapias de curto período.[9]

Como informação importante, qualquer que seja o DAV para administração da NP, sua infusão deve ser realizada em via EXCLUSIVA, ou seja, nunca deve ser realizada concomitante a outras infusões, porque podem ocorrer precipitações e aumentar o risco de contaminação.[8]

Indicações de cateteres para a TNP

O **acesso venoso periférico** está indicado para terapias de curto prazo, ou seja, menos de 15 dias, com uso de soluções de baixa osmolaridade (até 900 mOsm/l) para pacientes adultos. Em crianças menores considera-se até 450 mOsmol.[8]

Segundo a Infusion Nurse Society (INS), soluções com pH inferior a 5 e superior a 9 e osmolaridade superior a 900 mOsm/L devem ser administradas por cateteres centrais, assim como formulações de NP contendo mais de 10% de dextrose.[9]

Então, devemos saber que para infusões por acesso periférico existe uma limitação de infusão relacionado a composição e osmolaridade da solução.[9]

A obtenção do acesso venoso periférico pode ser realizada por meio dos seguintes dispositivos:

- Cateteres periféricos curtos (dispositivos com comprimentos até 6 cm.)
- Cateteres periféricos longos (acima de 6 cm). Também denominados mini-*midlines*.
- Cateteres de linha média, denominados *midline*.

A técnica de inserção destes dispositivos pode ser realizada por punção percutânea (punção direta ou as cegas), com a técnica de Seldinger, micro punção utilizando-se a ultrassonografia vascular (USV) ou a tecnologia da transiluminação, principalmente para pacientes com acesso venoso difícil. O tempo de permanência desses dispositivos varia de acordo com as orientações do fabricante, dos órgãos regulatórios (ANVISA) ou protocolos institucionais.[9]

A punção venosa periférica é uma das diversas etapas que fazem parte da terapia intravenosa e é definida como a inserção de um cateter periférico no interior de uma veia. Ela oferece um acesso rápido e fácil às veias, permitindo a aplicação contínua e intermitente dos medicamentos e soluções, de modo a produzir alterações sistêmicas imediatas.[10]

Atualmente, existem estudos que indicam quais os melhores locais para realização da punção para mitigar os riscos em relação aos eventos adversos que ocorrem com acessos periféricos como: flebites, tromboflebites, infiltração, extravasamento, deslocamento e perda acidental do dispositivo. Além de promover o melhor conforto para o paciente.[10]

A correta adesão aos protocolos de prevenção de infecção de corrente sanguínea associada aos acessos periféricos na realização do procedimento da punção venosa tanto na inserção como na manutenção do dispositivo é medida essencial para mitigar o risco de infecção.[8]

Quando a solução que será utilizada só pode ser infundida por **acesso venoso central** vários fatores precisam ser avaliados para a melhor indicação de dispositivo. É necessária uma avaliação rigorosa do histórico de rede venosa do paciente, local de utilização da NP, ou seja, se a infusão será no ambiente hospitalar ou desospitalizado e o tempo previsto para a infusão da terapia.[9]

Os dispositivos mais comumente utilizados são os cateteres centrais de inserção central (CCIC) inseridos pela equipe médica ou por vasculares, considerados de curta permanência. É um tipo de dispositivo muito utilizado em pacientes críticos composto de poliuretano, denominados cateter central de inserção central (CCIC), inseridos por médicos em veias jugulares, subclávias ou até mesmo femorais, dependendo do estado do paciente ou ainda cateter central de inserção periférica denominados PICC, que podem ser inseridos por médicos e enfermeiros.[8]

No caso de uso do PICC, as principais veias utilizadas são as veias dos membros superiores como primeira escolha para adultos, porém as veias da região cefálica, membros inferiores e região cervical também são utilizadas para inserção deste dispositivo em neonatos e crianças menores.[9]

Estes cateteres em geral possuem de dois a três lumens. Podem ser de silicone ou poliuretano. A técnica de punção pode ser por punção direta ou Seldinger, com ou sem o uso da ultrassonografia vascular. É um cateter que tem um tempo de manutenção prolongado e preferencialmente utilizado para pacientes desospitalizados.[9]

Para pacientes que necessitam fazer uso da NP por tempo prolongado, pode ser necessária a utilização de cateteres tunelizados que possuem um tempo de permanência maior pós-inserção. Sua técnica de inserção permite a tunelização do tecido subcutâneo evitando a infecção extraluminal pela presença do *cuff* de Dracon presente nesses cateteres. São eles Hickman, Broviac e PICC tunelizados. Até mesmo um cateter muito utilizado para hemodiálise, denominado Permcath, pode proporcionar uma via de acesso para este tipo de infusão.[10]

Cateteres totalmente implantados do tipo Port-a-cath também podem ser utilizados para esse fim, contudo, não são os mais adequados para essa utilização.[10]

O cateter totalmente implantado é mais indicado para quimioterapia, sendo pouco utilizado para a NP. Consta de duas porções: cateter de silicone e câmara (geralmente de aço inoxidável). O cateter é introduzido com a mesma técnica usada para o semi-implantável. Após a tunelização subcutânea, é conectado à câmara, próximo à região deltapeitoral, paraesternal ou abdominal, onde serão introduzidas as soluções por meio de agulha específica. Por ser totalmente implantável, proporciona maior conforto, sendo mais bem aceito pelos pacientes e, quando não está em uso, não necessita de curativos locais.[8]

Permanecem as controvérsias quanto ao uso de cateteres impregnados com antissépticos (sulfa diazina de prata e clorexidina) na redução do risco de infecções de corrente sanguínea por via extraluminal.[9]

Um ponto importante na utilização de cateteres centrais é que o posicionamento da ponta do dispositivo deve estar no local ideal indicado pela INS para se evitar complicações posteriores como exemplo a trombose venosa profunda (TVP). O local ideal determinada pelos órgãos regulatórios é na junção cavo atrial (JCA) quando o dispositivo é inserido pela região superior e na veia cava inferior quando inseridos por veias dos membros inferiores.[11]

O uso de um cateter para infusão de NP por via femoral quando puncionada na região inguinal, não é indicado clinicamente devido ao alto risco infeccioso. Sua utilização pode acontecer quando é a única indicação venosa existente.[9]

A adesão pela equipe multiprofissional aos Bundles de prevenção de infecção de corrente sanguínea é ponto fundamental na utilização e manutenção dos cateteres centrais. Eles são aplicados tanto no momento da inserção como na manutenção dos dispositivos. Quando um cateter é bem cuidado por toda a equipe multiprofissional, todos ganhamos.[12]

Para evitarmos complicações após a inserção de um dispositivo com posicionamento central para infusão de NP algumas contribuições técnicas são necessárias:

- Preparação com informação adequada ao paciente;
- Completa adesão aos *bundles* de inserção e de manutenção;
- O uso da ultrassonografia vascular para realização da punção é fortemente indicado visto que a literatura demonstra menor risco de complicações na inserção;
- A avaliação posterior do posicionamento adequado da ponta do cateter é altamente necessária, para evitar complicações de infusão;
- As boas práticas na inserção e manutenção do dispositivo contribui muito para êxito na administração da NP.

Cateteres venosos centrais são as principais escolhas para o uso de NP de longo prazo. E no que se relaciona a complicações associadas a eles, podemos encontrar complicações agudas e crônicas. As complicações agudas mais comuns são: pneumotórax, mau posicionamento do cateter e punção arterial. Cabe ressaltar a importância do USG guiado para diminuir a incidência dessas complicações.[8]

Quanto às complicações crônicas, as infecções são muito prevalentes. Os agentes etiológicos mais vistos são Gram-positivos, como *Staphylococcus aureus*, mas também Gram-negativos, como a *Klebisiella pneumoniae*. A escolha da técnica adequada e a higiene correta estão entre algumas medidas que podem ser realizadas para diminuir a incidência das infecções. A trombose venosa é a complicação crônica vascular mais comum. A vigilância diária faz papel essencial na diminuição de intercorrências prejudiciais ao paciente.[8]

A decisão para a utilização da NP deve ser individualizada, com base na análise prévia dos benefícios e dos seus riscos. Além disso, é aconselhável que a equipe multiprofissional responsável pelo caso realize monitoramento de forma contínua, incluindo quesitos clínicos e laboratoriais do paciente. Sua interrupção deve ser considerada tão logo houver a possibilidade de alimentação oral/enteral, sendo feita de maneira transicional para a via alimentar optada. A equipe profissional de pacientes submetidos à NP deve sempre incluir o acompanhamento contínuo multidisciplinar (médico, nutricionista e enfermagem) para reconhecimento e diminuição dos efeitos adversos e não desejados. Com isso, busca-se diminuir os riscos de morbimortalidade pelo uso de DVA.[10]

Considerações finais

Nas últimas décadas, os grandes avanços farmacêuticos e nos dispositivos para acessos venosos contribuíram muito para uso seguro da NP em contribuição a intervenção nutricional. O uso adequado dessas tecnologias contribui para mitigar o risco de complicações e maximizar o benefício clínico dessa terapia.

A nutrição parenteral é uma forma de alimentação importante para aqueles pacientes que não conseguem se nutrir de maneira adequada. Torna-se indicada principalmente para pacientes desnutridos ou com risco de desnutrição, em que a via enteral não seja uma opção viável.

A adequada indicação do DAV, instalação e cuidados com os cateteres é missão de toda a equipe multiprofissional é e uma forma de assegurar que o paciente obtenha os benefícios esperados da terapia.[7]

■ 4.5 Contraindicações para inserção de PICC

Várias podem ser as contraindicações para se inserir um PICC. Dentre elas, estão:[4]

1. Inserção de um PICC para qualquer indicação que não seja necessário uso central;

2. Inserção de um PICC principalmente com a finalidade de estabelecer acesso intravenoso quando a duração do tratamento é desconhecida;

3. Evite o uso do PICC para indicações inadequadas ou para pacientes com histórico de trombose, hipercoagulabilidade ou diminuição do fluxo venoso para as extremidades;

4. Para pacientes com insuficiência renal estágio 3 ou doença renal crônica com taxa de filtração glomerular (TFG) inferior a 44 mL/minuto;

5. Solicitação urgente para inserção de cateter central para um paciente hemodinamicamente instável ou crítico;

6. Inserção do PICC com base na dominância do braço.

■ Referências Bibliográficas

1. Pittiruti M, Scoppettuolo G. Manual GAVeCeLT de PICC e cateter MIDLINE. 1 ed. São Paulo: Editora, 2017. 227p. vol 1. ISBN: 978-88-214-4718-1.

2. Chopra V, Flanders SA, Saint S, et al. The Michigan Appropriateness Guide for Intravenous Catheters (MAGIC): Results From a Multispecialty Panel Using the RAND/UCLA Appropriateness Method. Ann Intern Med 163 (6 Suppl): S1–40. doi: 10.7326/M15-0744.

3. Moureau N, Chopra V. Indications for peripheral, midline and central catheters: summary of the MAGIC recommendations. British Journal of Nursing. May 2016. (IV Therapy Supplement) Vol 25, S23-40 Nº 8 Doi:147.188.128.074.

4. Barone G, D'Andrea V, Ancora G, Cresi F, Maggio L, et al. Algoritmo neonatal DAV-expert: um consenso GAVeCeLT/GAVePed para a escolha do acesso venoso mais apropriado em recém-nascidos Eur J Pediatr .Agosto de 2023;182(8):3385-95. doi: 10.1007/s00431-023-04984-4.

5. Ullman AJ, Bernstein SJ, Brown E, Aiyagari R, Doellman D, et al. The Michigan Appropriateness Guide for Intravenous Catheters in Pediatrics: miniMAGIC. Pediatrics. 2020 Jun;145(Suppl 3):S269-S284. doi: 10.1542/peds.2019-3474I. PMID: 32482739.

6. Felipe MAA. The Michigan Appropriateness Guide for Intravenous Catheters in Pediatrics: miniMAGIC. Pediatrics miniMAGIC BRASIL: tradução para a língua portuguesa. Dissertação de mestrado UNIFESP 2022.

7. Mendes NT, CRVC, ALPN, et al. (editors). Manual de enfermagem em emergências: Acesso Venoso. 2 ed. rev. São Paulo: Atheneu, 2019. 473 p. 1 vol. ISBN: 978-85-388-0923-4.

8. Parry DC, Belém LF, Lima JC, Araujo VC. Alimentação parenteral: principais complicações decorrentes de seu uso. Brazilian Journal of Health Review Curitiba, 2022. mai/jun; v.5, n.3: p.10089-10098. ISSN: 2595-6825 DOI:10.34119.

9. Barreto P, Alves JTM. Bases da Terapia Nutricional Enteral e Parenteral. Capítulo 9, Indicação, vias de acesso e método de administração de nutrição parenteral. 1ª edição. Barueri: Editora Manole, 2019. p. 133-9. ISBN: 978-85-204-6475-5.

10. Dudrick SJ, Wilmore DW, Vars HM, Rhoads JE. Long-term total parenteral nutrition with growth, development, and positive nitrogen balance, Surgery. 1968;64(1):134-42.

11. LAPPAS BM, et al. Parenteral nutrition: indications, access, and complications. Gastroenterology Clinics 47.1 (2018): 39-59.

12. Pittiruti M, et al. ESPEN guidelines on parenteral nutrition: central venous catheters (access, care, diagnosis and therapy of complications). Clinical nutrition 28.4 (2009): 365-77.

13. Worthington P, et al. When is parenteral nutrition appropriate?. Journal of Parenteral and Enteral Nutrition 41.3 (2017): 324-77.

Avaliação pré-inserção do PICC

5

Solange Antonia Lourenço

■ 5.1 Etapas de avaliação pré-inserção

Algumas etapas de avaliação são necessárias antes da realização do procedimento de inserção do PICC. São elas:[1]

- Prescrição médica;
- Avalição da terapêutica proposta;
- Avaliação dos exames laboratoriais;
- Avaliação dos exames de imagem;
- Avaliação do local de punção;
- Avaliação da rede venosa;
- Aplicação do Protocolo RaPeVA;
- Estabelecimento da Zona Zim;
- Medida da taxa de ocupação do vaso;
- Aplicação do Termo de Consentimento Livre e Esclarecido (TCLE);
- Escolha da técnica de inserção.

■ 5.1.1 Prescrição médica

Conforme protocolo de cada instituição, pode ser necessário que haja uma prescrição médica de solicitação para inserção do dispositivo, bem como a checagem pós realização do procedimento. Nada impede que o insertador. após a realização das avaliações, considere que no momento da prescrição não seja possível a realização do procedimento e assim seja necessário compartilhar com a equipe médica e de enfermagem os achados e talvez uma reprogramação de inserção em outro momento ou mudança de escolha do dispositivo.

5.1.2 Avaliação da terapêutica proposta

Conhecemos várias indicações de dispositivos de acesso vascular (DAV) que são adequadas para cada plano terapêutico proposto aos pacientes. É necessário que cada instituição possua um algoritmo de escolha de dispositivos como protocolo operacional para melhor indicação do dispositivo, visando sempre a melhor indicação para o paciente.[1]

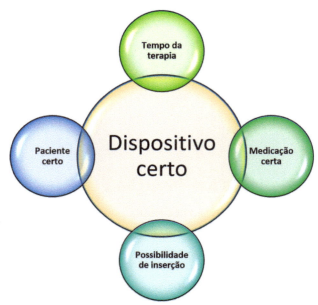

O pensamento correto é: **"O dispositivo certo, para o paciente certo, no momento certo e com a equipe certa."**(1)

5.1.3 Avaliação dos exames laboratoriais

As complicações hemorrágicas após a inserção de um dispositivo de acesso central são raras, mas potencialmente fatais, principalmente nos pacientes com plaquetopenia, ou seja, com contagem abaixo de 50.000 plaquetas/µL Considera-se como boa prática para essas inserções que sejam realizadas com orientação da ultrassonografia e com profissional experiente para redução das taxas de complicações hemorrágicas.[2]

Sabe-se que a plaquetopenia está associada com o aumento de sangramentos pelo sítio de inserção ou até mesmo a ocorrência de síndromes compartimentais. A melhor revisão sistemática que foi publicada sobre o tema ressalta a falta de estudos clínicos randomizados e não faz nenhuma recomendação sobre o nível plaquetário considerado seguro para a realização deste procedimento.[2]

Diretrizes sobre transfusão de plaquetas, muito utilizados em hemoterapia, como a da AABB (*Association for the advancement for blood & biotherapies*) orienta que existam mais de 20.000 plaquetas/µL para passagem de cateter venoso central, por profissional experiente, guiado por ultrassom (recomendação fraca, evidência de baixa qualidade). Entretanto, a grande maioria das instituições hospitalares consideram como referência segura 50.000 plaquetas/μL no mínimo, para se evitar riscos de sangramento na punção e no sítio de inserção. [2]

Os dados de estudos gerados sobre este tema indicam que existe um maior benefício quando ocorre uma transfusão de plaquetas antes da inserção nos pacientes com contagens plaquetárias < 30.000 plaquetas/μL. Outros fatores de risco de sangramento aumentado identificados pelo estudo foram os pacientes com doenças hematológicas, a utilização de cateteres mais calibrosos (como os de diálise) e/ou tunelizados (longa permanência). [2]

Diante do exposto nos parece mais adequada uma abordagem personalizada ao paciente, que deve considerar diversos fatores de risco de sangramento do que apenas a contagem plaquetária. [2]

Precisamos também ter uma atenção maior aos pacientes que fazem uso de antiagregantes plaquetários e anticoagulantes. O uso de qualquer anticoagulante está associado a um risco aumentado de sangramento, e as complicações hemorrágicas podem ser fatais. [2]

Os antiplaquetários atuam na fase de hemostasia primária por inibição da ativação plaquetária, especialmente no sentido de minimizar a agregação das plaquetas, enquanto os anticoagulantes atuam de forma direta ou indireta na cascata de coagulação, evitando a formação da rede de fibrina. [2]

O exame mais utilizado, na prática clínica, para controle da anticoagulação oral é o tempo de protrombina (TP) com o INR. A sigla INR, também chamada de RNI, significa "international normalized ratio" ou "Razão Normalizada Internacional" e é um cálculo feito ao se dividir o seu tempo de ativação de protrombina e o tempo normal da população. É a mesmíssima informação do TAP, mas num número mais fácil de memorizar. [2]

Quanto maior for o valor do INR, mais tempo leva o sangue para coagular. Assim, o valor do INR varia diretamente com a dose de medicamento anticoagulante, ou seja: o aumento da dose diária de medicamento aumenta o INR, ou seja, provocar o alargamento deste valor. [2]

Em pessoas que **não estão tomando anticoagulante** nenhum, o valor esperado é entre **0,8 a 1**. Significa que aquele processo de coagulação, o tempo de ativação da protrombina, está ocorrendo de forma normal. Acima de 2,5 a literatura considera como fator de risco para sangramentos alterados na realização de procedimentos invasivos, como cirurgias e passagem de cateteres centrais. [2]

A manutenção da terapia anticoagulante vem sendo priorizada, associada ao uso dos princípios de técnica atraumática, ao valor de INR dentro do considerado aceitável, e ao uso de medidas hemostáticas locais, para reduzir o risco de acidentes hemorrágicos. A suspensão dos níveis terapêuticos das medicações antitrombóticas não vem sendo priorizada, devido às complicações tromboembólicas. Apesar de o índice ser baixo, às consequências desses eventos tromboembólicos são devastadores quando comparado aos eventos hemorrágicos. Faz-se necessário uma avaliação em conjunto com a equipe médica e avaliação dos riscos. [2]

■ 5.1.4 Avaliação dos exames de imagem e do Raio X

A avaliação dos exames de imagem, sempre que possível, é essencial para evitarmos problemas de progressão do cateter.

É necessário visualizarmos por um Raio X simples a presença e a localização de outros dispositivos como exemplo marcapasso cerebral, marcapasso cardíaco (CDI) definitivo ou transvenoso, cateteres totalmente implantados, semi implantados ou mesmo cateteres de curta permanência, presença de filtro da veia cava, próteses e outros. A presença de tumores cervicais com extensão intravascular, distorção anatômica vascular e deformidades, cirurgias cardíacas de pacientes congênitos e outras anormalidades também podem ser avaliadas e analisadas antes de se propor a passagem do PICC.[1]

Nas cirurgias cardíacas infantis a avaliação dos exames de imagem pode ser essencial na descoberta de persistência da veia cava superior esquerda, ou nas cirurgias de Glenn onde temos a ligação da veia cava superior com a artéria pulmonar, nas cirurgias de Fontan com a colocação de filtros que não podem ser atingidos, enfim conhecer o histórico do paciente pelos exames contribuem na taxa de sucesso de inserção do cateter.[1]

Não é proibido a inserção do PICC no hemitórax em que um marcapasso esteja inserido. Porém os fios do dispositivo inseridos na veia cava superior do lado em que será inserido o PICC pode impedir a progressão do cateter. Além disso pode ocorrer uma infecção no dispositivo e se estender para os fios do dispositivo gerando um risco desnecessário ao paciente. Sempre que possível a inserção contralateral é a indicação mais adequada.[1]

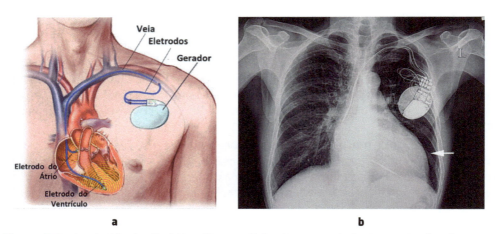

Figura 5.1. a) extraída do site https://www.clinicaritmo.com.br/tratamentos/implante-de-marcapasso. b) extraída do site https://br.freepik.com/fotos-premium/um-paciente-com-aumento-do-coracao-e-um-marcapasso-cardiaco_4773588.htm.

Também não é proibido a inserção do PICC no mesmo lado da implantação de outros cateteres, porém eles podem dificultar a progressão do PICC quando inserido do mesmo lado.[1]

A persistência da veia cava superior esquerda também não é impeditiva de inserção do PICC, porém precisamos ter conhecimento desta anomalia, pois se a inserção for realizada no membro superior esquerdo a possibilidade de o cateter percorrer este caminho é grande (principalmente se o paciente possuir agenesia da veia cava direita). A realização das medidas será diferente e a avaliação pós inserção pelo Raio X requer um profissional experiente.[4]

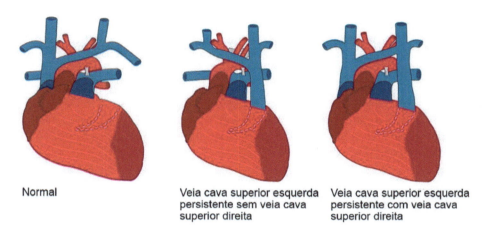

Figura 5.2. Persistência a veia cava superior esquerda.
Figuras extraídas do site: https://blog.escolaecope.com.br/persistencia-de-veia-cava-superior-esquerda/.

5.1.5 Avaliação do local de punção

É essencial a avaliação do membro e da pele onde será inserido o dispositivo. Devemos verificar a presença de flebites, tromboflebites, foliculite, presença de flictemas, plegia, parestesia e outros problemas que poderiam após a inserção do dispositivo, dificultar a realização do curativo bem como colocar em risco o sítio de inserção e promover infecção de corrente sanguínea de causa extraluminal. Algumas situações podem inclusive impedir a realização da inserção, como exemplo a presença de fístula arteriovenosa.

Pacientes que realizaram cateterismo por via radial há menos de 48 horas anterior e a inserção precisa ser realizada pelo membro em que ela foi realizada, há necessidade de análise maior e compartilhamento com a equipe médica para evitarmos complicações hemorrágicas.

Cirurgias no membro e implante de próteses podem dificultar o posicionamento adequado do membro e, consequentemente, podem levar a riscos na punção. Algumas cirurgias realizadas na articulação do ombro podem diminuir a mobilidade e o paciente pode queixar-se de não conseguir ter uma amplitude adequada do membro o que também pode dificultar a inserção.

A presença de esvaziamento linfonodal pode impedir a indicação de inserção do PICC, devido a tortuosidade venosa, possibilidade de ocorrência de trombose e progressão rápida do linfedema. Alguns trabalhos atuais contradizem essa hipótese, permitindo esta inserção. Após análise destes artigos a instituição deve avaliar risco e benefício da inserção do PICC e a possibilidade de outro dipositivo.[3]

No caso da inserção ser realizada na região cefálica de neonatos, faz-se necessário a concordância com os responsáveis sobre a tricotomia que será necessária. O TCLE pode ser direcionado tambem para esta possibilidade.

■ 5.1.6 Avaliação da rede venosa

Esta é a fase pré-inserção considerada mais importante. Ela pode ser conclusiva, positivamente ou negativamente para inserção do PICC. Neste momento o enfermeiro deverá realizar a avaliação da rede venosa de acordo com o tipo da técnica que será utilizada para inserção. O ponto ouro sempre que possível é a utilização da ultrassonografia vascular. Ela contribui muito, positivamente no sucesso da punção, principalmente para os pacientes DIVA.

Se a técnica que será utilizada for a punção direta (punção percutânea) neste caso, a avaliação será do melhor local de punção e oportunidades de punção, ou seja se a veia é visível ou palpável o suficiente para realização do procedimento. Todas as oportunidades de punção devem ser analisadas e contabilizadas, principalmente se a avaliação estiver sendo realizada na população neonatal.

Na neonatologia devem ser avaliadas inicialmente as veias mais distantes do tórax, iniciando na sequência a seguir:[5]

1. Membros inferiores;
2. Membros superiores;
3. Couro cabeludo;
4. Região cervical.

Essa sequência deve ser seguida, sempre que houver possibilidade, devido à realização do corte do cateter, que se for adotado como protocolo institucional, deve ser do maior para o menor tamanho. A USV pode ser utilizada para guiar as inserções nos membros inferiores e superiores exceto couro cabeludo e região cervical.[5]

Caso as oportunidades de punção sejam pequenas é necessário que a punção seja realizada por um expert. A seguir apresentamos as medidas de vasos sanguíneos periféricos dos membros superiores de adultos e de recém nascidos que pode guiar o profissional para escolha adequada do french do cateter em relação ao tamanho do vaso.[6]

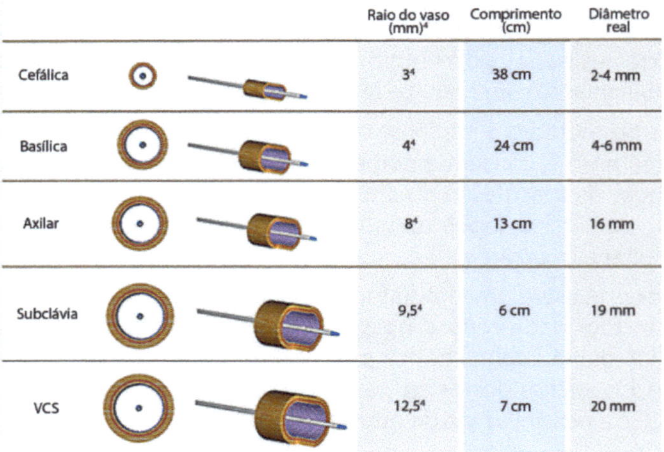

			Raio do vaso (mm)[4]	Comprimento (cm)	Diâmetro real
Cefálica			3[4]	38 cm	2-4 mm
Basílica			4[4]	24 cm	4-6 mm
Axilar			8[4]	13 cm	16 mm
Subclávia			9,5[4]	6 cm	19 mm
VCS			12,5[4]	7 cm	20 mm

Figura 5.3. Medida do vaso sanguíneo de um paciente adulto.
Figura extraída da referência bibliográfica 5.

Table 1. Measurements of the diameters of the most relevant deep veins in the 5 weight groups

Vein	Whole cohort (n = 100)	500–1,000 g (n = 20)	1,001–1,500 g (n = 20)	1,501–2,000 g (n = 20)	2,001–2,500 g (n = 20)	2,501–3,000 g (n = 20)	ICC
R IJV	3.1±0.8 (1.8–6.0)	2.4±0.5 (1.8–3.1)	2.8±0.5 (2.0–3.3)	3.0±0.6 (2.1–4.2)	3.2±0.3 (2.8–3.6)	4.2±0.7 (3.2–6.0)	0.85
L IJV	3.2±0.8 (1.9–7.0)	2.5±0.4 (1.9–3.1)	2.7±0.5 (2.0–3.4)	3.2±0.6 (2.2–4.4)	3.2±0.2 (2.8–3.6)	4.4±0.9 (3.3–7.0)	0.87
R BCV	3.6±0.6 (2.6–5.7)	3.0±0.3 (2.6–3.6)	3.3±0.3 (2.7–3.7)	3.4±0.3 (2.7–3.6)	3.8±0.4 (3.1–4.2)	4.5±0.6 (3.7–5.7)	0.96
L BCV	3.5±0.8 (2.0–7.5)	3.0±0.3 (2.2–3.3)	2.9±0.4 (2.0–3.6)	3.4±0.5 (2.4–4.2)	3.5±0.3 (2.9–4.1)	4.6±0.9 (3.5–6.5)	0.97
R SBV	1.8±0.6 (0.8–3.0)	1.1±0.3 (0.8–1.7)	1.5±0.3 (1.2–2.2)	1.8±0.3 (1.3–2.3)	2.0±0.3 (1.5–2.4)	2.5±0.4 (2.0–3.0)	0.91
L SBV	1.8±0.6 (0.8–3.2)	1.1±0.3 (0.8–1.6)	1.4±0.3 (0.8–1.7)	1.8±0.3 (1.3–2.2)	2.0±0.3 (1.5–2.3)	2.5±0.3 (1.9–3.2)	0.92
R EJV	1.3±0.3 (0.8–2.2)	1.0±0.2 (0.8–1.3)	1.3±0.2 (0.9–1.5)	1.2±0.2 (0.9–1.5)	1.3±0.2 (1.0–1.5)	1.7±0.3 (1.1–2.2)	0.89
L EJV	1.4±0.4 (0.6–2.4)	0.9±0.2 (0.6–1.2)	1.2±0.3 (0.8–1.5)	1.4±0.2 (1.1–1.7)	1.5±0.2 (1.2–1.7)	1.8±0.2 (1.5–2.4)	0.90
R AxVc	1.9±0.5 (1.2–3.5)	1.5±0.1 (1.2–2.0)	1.7±0.4 (1.3–2.3)	1.8±0.3 (1.5–2.2)	2.0±0.3 (1.5–2.3)	2.5±0.5 (1.9–3.5)	0.91
L AxVc	2.0±0.4 (1.3–3.2)	1.6±0.2 (1.3–1.9)	1.9±0.5 (1.3–2.8)	2.0±0.3 (1.4–2.2)	2.2±0.2 (1.9–2.5)	2.5±0.4 (2.0–3.2)	0.93
R AxVa	1.6±0.4 (0.8–2.4)	1.2±0.3 (0.8–1.5)	1.5±0.3 (1.0–1.9)	1.5±0.3 (1.1–2.1)	1.8±0.3 (1.3–2.2)	2.1±0.2 (1.5–2.4)	0.92
L AxVa	1.6±0.4 (0.8–2.6)	1.2±0.2 (0.8–1.7)	1.5±0.4 (1.0–2.1)	1.7±0.3 (1.0–2.1)	1.8±0.2 (1.4–2.1)	2.0±0.3 (1.6–2.6)	0.91
R BrV	1.0±0.3 (0.5–2.1)	0.9±0.2 (0.7–1.2)	0.8±0.2 (0.5–1.0)	0.8±0.2 (0.6–1.1)	1.1±0.1 (0.9–1.3)	1.5±0.2 (1.2–2.1)	0.89
L BrV	1.1±0.4 (0.6–1.9)	0.9±0.2 (0.7–1.3)	0.8±0.2 (0.6–1.0)	1.0±0.2 (0.7–1.3)	1.2±0.1 (1.0–1.4)	1.6±0.2 (1.3–1.9)	0.90
R BaV	1.0±0.3 (0.5–1.5)	0.7±0.2 (0.5–1.1)	1.0±0.2 (0.7–1.2)	0.9±0.2 (0.6–1.2)	1.2±0.2 (0.7–1.4)	1.3±0.1 (1.1–1.5)	0.91
L BaV	1.0±0.3 (0.5–1.5)	0.7±0.1 (0.5–1.0)	0.9±0.1 (0.7–1.1)	0.9±0.1 (0.6–1.1)	1.3±0.2 (0.8–1.5)	1.3±0.1 (1.1–1.5)	0.92
R FeV	2.3±0.7 (1.1–3.5)	1.4±0.2 (1.1–1.8)	2.1±0.4 (1.3–2.7)	2.2±0.3 (1.8–2.6)	2.8±0.4 (2.1–3.4)	3.2±0.2 (2.9–3.5)	0.89
L FeV	2.3±0.7 (1.1–3.5)	1.4±0.3 (1.1–1.9)	2.1±0.5 (1.6–2.9)	2.0±0.4 (1.4–2.6)	2.9±0.2 (2.5–3.3)	3.1±0.2 (2.9–3.5)	0.91
R SaV	1.3±0.5 (0.5–2.3)	0.8±0.2 (0.5–1.2)	1.0±0.3 (0.7–1.8)	1.3±0.2 (0.9–1.5)	1.7±0.4 (1.2–2.3)	1.8±0.3 (1.3–2.3)	0.88
L SaV	1.3±0.5 (0.4–2.3)	0.8±0.2 (0.4–1.1)	1.1±0.2 (0.7–1.5)	1.2±0.2 (0.8–1.4)	1.8±0.3 (1.4–2.3)	1.8±0.3 (1.4–2.3)	0.89

Values are expressed in millimeters as mean ± standard deviation (range). ICC, intraclass correlation; R, right; L, left; IJV, internal jugular vein; BCV, brachiocephalic vein; SBV, subclavian vein; EJV, external jugular vein; AxVc, axillary vein at the chest; AxVa, axillary vein at the axilla; BrV, brachial vein; BaV, basilic vein; FeV, femoral vein; SaV, saphenous vein.

Figura 5.4. Medida dos vasos sanguíneos de recém-nascidos com pesos diferentes. Tabela extraída da referência bibliográfica 7.

Se a técnica escolhida for a técnica de Seldinger por microintrodução com o uso da USV realiza-se a avaliação da veia escolhida (basílica, braquial e cefálica), realização do RaPeVA, ou seja, avaliação de todo o trajeto do vaso para inserção do cateter e a medida da taxa de ocupação.

■ 5.1.7 Aplicação do protocolo RaPeVA

O método RaPeVA (*Rapid Peripheral Venous Assessment*) foi desenvolvido pelo grupo GAVeCelt (Roma) e utilizado como protocolo para exploração da rede venosa que será percorrido pelo cateter utilizando a ultrassonografia. Serve para procura e detecção de problemas que possam impedir a completa inserção do dispositivo.[1]

Inicialmente envolve a identificação das veias e artérias da curva do cotovelo e o estudo de nervos e artérias desta área e do braço. O exame é finalizado com a visualização das principais veias do tórax supraclavicular e subclávia, buscando identificar alguma anomalia ou alteração patológica no interior dos vasos, que possam contribuir como um obstáculo à progressão do cateter. Resumindo:

- Prevê a sequência e a visualização da veia cefálica na fossa antecubital;
- Visualização da artéria e veia braquial;
- A identificação da veia basílica durante seu curso ao longo do sulco bicipito-umeral;
- Feixe de nervos vasculares (vasos braquiais + nervo mediano) na metade do braço;
- Veia cefálica na metade do braço;
- Veia axilar e veia cefálica próximas a veia subclávia;
- Veia subclávia, jugular interna e inominada no local da supraclavicular.

A adoção deste protocolo permite analisar sistematicamente todas as características das veias do braço potencialmente interessantes para uma inserção sem riscos a progressão do PICC.

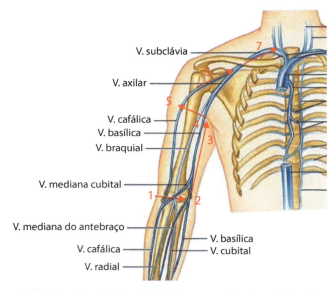

Figura 5.5. Exemplificação do método RaPeVA para avaliação prévia dos vasos. Ilustração baseada da referência bibliográfica 1.

Pacientes que já receberam uma inserção de PICC anteriormente ou inserções de cateteres centrais múltiplos podem apresentar trombose assintomática ou estenose de veias que porventura impedirão a inserção completa do dispositivo. Realizar esta avaliação pré-inserção pode otimizar o procedimento e favorecer a inserção.[1]

5.1.8 Estabelecimento da Zona Zim

O local ideal do sítio de inserção do PICC, quando inserido por veias dos membros superiores, deve ser obtido com uma distância suficientemente afastada da dobra do cotovelo (área de flexão) mas também com uma distância suficientemente longe da área axilar (área de dobras, com muita umidade e maior risco de contaminação bacteriana).[8]

No trabalho desenvolvido por Robert Dawson denominado *Zone Insertion Method* (ZIM) esta recomendação faz-se necessária para mitigar a probabilidade da ocorrência de infecções, complicações mecânicas, trombose, sangramento entre outros eventos que possam ocorrer. O artigo sistematiza a realização de uma medida levando-se em consideração a anatomia musculoesquelética, delimitando assim uma área segura e não lesionada que vai desde o epicôndilo medial (cotovelo) até a linha axilar aproximadamente, percorrendo uma extensão de 21 cm. Divide-se então este comprimento em três partes e delimita-se a área ideal para ser realizada a punção, denominada de zona verde, ou seja, **adequada para punção**.[7]

A figura a seguir mostra como deve ser realizada a medida para adequação da área **a ser** puncionada:

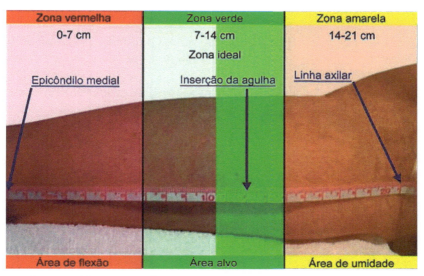

Figura 5.6. Dawson RB. Imagem do autor em seu artigo PICC Zone Insertion Method™ (ZIM™).

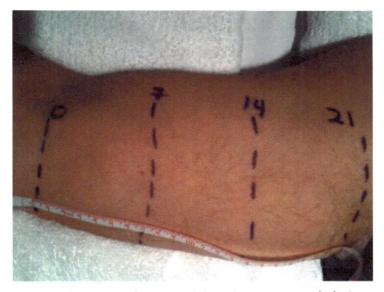

Figura 5.7. Esquema de como realizar a medida no braço para estabelecimento da Zona. Foto do autor extraída do artigo 9.

  Deve-se enfatizar que o local de punção ideal é a área verde, que corresponde ao terço médio do braço (entre 7-14 cm), é sabido que a classificação da Zona ZIM permite o uso de orientação guiada por ultrassom para delimitar a área com melhor fluidez ao inserir a agulha no braço e o local de saída do cateter.[2]

■ 5.1.9 Medida da taxa de ocupação do vaso

A literatura nos mostra que a trombose venosa profunda (TVP) relacionada a cateter, pode estar relacionada ao tamanho do diâmetro externo do cateter em relação ao diâmetro interno do vaso.[9]

Os *guidelines* atuais orientam que um cateter não deve ocupar mais do que um terço do tamanho do vaso. Isto pode ser facilmente avaliado quando utilizamos a ultrassonografia vascular e realizamos as medidas necessárias para sabermos a relação veia-cateter.[9]

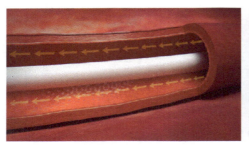 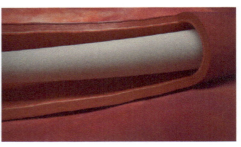

A   B

Figura 5.8. A e B) Esquema de mostragem da ocupação do cateter em um vaso. Figura extraída do artigo: Nifong TP, McDevitt TJ. The effect of catheter to vein ratio on blood flow rates in a simulated model of peripherally inserted central venous catheters. Chest. 2011 Jul;140(1):48-53. doi: 10.1378/chest.10-2637. Epub 2011 Feb 24. PMID: 21349931.

A magnitude do problema nos membros superiores, refere-se à formação de um trombo (trombose mural) nos vasos profundos do braço e do tórax principalmente a veia axilar, subclávia e braquiocefálicas. Originalmente se inicia nas veias escolhidas para punção como as veias basílica, cefálica ou braquial, e se estende por todo o trajeto.[9]

Foi descrita como idiopática (primária) devido a variantes anatômicas ou como secundária, mais associados a doenças tumorais, cateteres intravenosos e eletrodos de marca-passo.[9]

O monitoramento da medida do cateter em relação ao tamanho do vaso pode ter influência potencial na ocorrência de trombose, aumentando potencialmente a estase venosa pela dinâmica do fluxo sanguíneo ao redor do corpo do cateter.[9]

A relação cateter-vaso pode ser definida como "espaço ou área ocupada por um dispositivo intravascular inserido e posicionado dentro de um vaso sanguíneo venoso ou arterial". Embora haja uma grande quantidade de literatura sobre tromboembolismo venoso e arterial, a literatura foca nesta relação e suas complicações trombóticas relacionadas a essa medida.[9]

Tudo se resume em proporções matemáticas e é mensurável pelo USV. Uma questão relativamente simples, mas, no entanto, um fator muito importante que pode ter um efeito significativo no funcionamento do dispositivo.[9]

O artigo de Thimoty Spencer trata do assunto relação tamanho interno de vaso e diâmetro externo do cateter e sua contribuição para formação de trombo.

Tamanho do cateter (Fr)	DE Cateter (mm)	Raio do cateter (mm)	Área do cateter (mm²)
5	1,65	0,83	2,14
	DE do vaso (mm)	Raio do vaso (mm)	Área do vaso (mm²)
	2,46	1,23	4,73
		CVR	45,17%

Grade vermelha representa área entre 45% ou mais

Tamanho do cateter (Fr)	DE Cateter (mm)	Raio do cateter (mm)	Área do cateter (mm²)
5	1,65	0,83	2,14
	DE do vaso (mm)	Raio do vaso (mm)	Área do vaso (mm²)
	2,67	1,23	5,60
		CVR	38,19%

Grade amarela representa área entre 34 e 44% (38% é a média)

Tamanho do cateter (Fr)	DE Cateter (mm)	Raio do cateter (mm)	Área do cateter (mm²)
5	1,65	0,83	2,14
	DE do vaso (mm)	Raio do vaso (mm)	Área do vaso (mm²)
	2,88	1,44	6,51
		CVR	32,82%

Grade verde representa área entre 33% ou menos

Nas práticas de acesso vascular, o tamanho do vaso interno é considerado importante, e uma relação cateter-vaso (CVR) é recomendada para auxiliar na seleção do dispositivo de tamanho mais apropriado para o vaso.[9]

Em 2016, novas recomendações de prática declararam que a relação cateter-vaso pode aumentar de 33 a 45% do diâmetro do vaso. Houve evidências sobre cateteres de diâmetro maior e risco aumentado de trombose na literatura recente, enquanto informações insuficientes foram estabelecidas sobre qual relação com o tamanho do vaso é apropriada para qualquer dispositivo intravascular.[9]

Muitos autores afirmam "que a presença de um cateter dentro do lúmen de uma veia "diminui o fluxo sanguíneo e potencialmente cria uma estase venosa, e que o tamanho do cateter versus a veia tem impacto significativo, particularmente com o PICC. A compreensão de que o tamanho do cateter pode potencialmente influenciar a estase venosa dentro do vaso e exacerbar a trombose venosa não tinha sido cientificamente explorado antes, e embora agora esteja ganhando mais atenção, ainda não existe um processo claro para facilitar o adequado padrão clínico sobre tamanhos de vasos e cateteres.[10]

A avaliação de veias em neonatos, utilizando o método RaPeVa com o auxílio da USV em veias dos membros superiores deve se iniciar na fossa antecubital. O probe ou sonda do ultrassom deve ser deslizado delicadamente com pouca pressão sobre o membro, sem torniquete até a região axilar no lado medial do braço, no sulco bicipital-umeral, onde visualizamos a veia basílica e mais lateralmente visualizamos a veia braquial.[7]

No artigo de Pitirutti[5] publicado em 2019, 100 bebês foram avaliados pelo método RaPeVa em busca de resultados sobre as medidas do tamanho dos vasos dos membros superiores.[7]

Informação IMPORTANTE: a medida da taxa de ocupação do vaso NUNCA pode ser realizada com o membro garroteado. Pois a veia fica túrgida e a medida será incorreta.

5.1.10 Aplicação do Termo de Consentimento Livre e Esclarecido (TCLE)

A realização de procedimentos invasivos determina a concordância e aceitação do paciente, ou dos responsáveis sobre o paciente, sendo apresentado a eles os riscos e benefícios relacionados ao procedimento.[1]

Cada instituição tem seu protocolo já determinado para realizar a aplicação deste documento. Este documento tem por finalidade possibilitar, aos pacientes e ou responsáveis, o mais amplo esclarecimento sobre o procedimento que será realizado, seus riscos e benefícios, para que a sua manifestação de vontade no sentido de consentir ou não, seja efetivamente livre e consciente. A aplicação em pacientes conscientes e lúcidos torna-se fácil sua aplicação. Para pacientes vulneráveis (em *delirium*, sob sedação contínua, com infusão de anestésicos e sedação) e menores de idade a orientação sobre o documento deve ser realizada pelo responsável por sua internação. A orientação deve ser clara e se possível levando-se em conta a linguagem mais apropriada para que o entendimento seja correto.[1]

Sempre que possível o TCLE para inserção do PICC deve conter de forma clara e entendível os riscos e benefícios relacionados ao dispositivo em questão, tanto no momento da inserção, como na manutenção do dispositivo.

5.1.11 Escolha da técnica de Inserção

Atualmente existem duas técnicas para inserção do PICC que podem ser auxiliadas pela ultrassonografia. São elas: a técnica de punção direta ou as cegas, também denominada de técnica da bainha destacável e a técnica de Seldinger modificada para enfermeiros também denomina de TSM.

A técnica da bainha destacável é realizada desde 1970 (EUA), e iniciada no Brasil na década de 90, muito utilizada em nosso país na população neonatal. Embora alguns serviços também utilizem esta técnica para inserção de PICC em adultos, a técnica de Seldinger disseminou-se rapidamente para essa população por ser considerada menos traumática.[11]

Na técnica de punção direta ou as cegas, como alguns autores denominam, o PICC é inserido por meio de uma punção venosa periférica superficial, levando-se em conta a anatomia, visibilidade ou palpação da veia. Com o uso da ultrassonografia vascular houve um aumento do sucesso na punção do vaso, contudo o kit utilizado para esta inserção ainda é considerado mais traumático para a rede venosa do que a Seldinger realizada com kit micro introdutor.

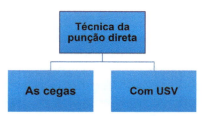

Na técnica tradicional é necessário um dispositivo denominado INTRODUTOR com sistema Excalibur, composto de uma agulha recoberta por um introdutor de plástico com abas. Historicamente este conjunto é denominado de Excalibur por sua semelhança com a espada de Excalibur. Esses introdutores também são chamados de Peel-off ou Bipartido para cateter percutâneo.[11]

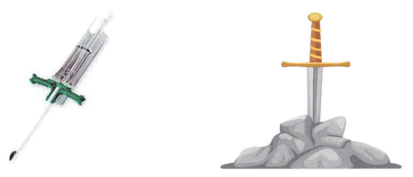

Figura 5.10. Espada de Excalibur.
Fonte: figura extraída do site https://pt.vecteezy.com/arte-vetorial/26624062-rei-arthur--excalibur-espada-em-pedra-simbolo-desenho-animado-ilustracao-vetor.

Caso a veia apresente-se com visualização difícil e a palpação não for favorável a punção, a utilização da USV pode ajudar para garantir o sucesso na punção. Ela pode ser muito traumática em sua realização, se o insertador não possuir excelência no conhecimento da realização do procedimento e em punções periféricas. Pode resultar em múltiplas punções e o procedimento pode não ter o êxito desejado.

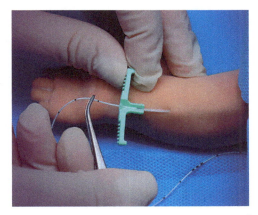

Figura 5.11. Punção percutânea em neonatologia para inserção de PICC.
Fonte: foto extraída do site https://professoragaspar.com/curso-picc-enfermeiros.

Quanto maior for o french do cateter, maior o tamanho do gauge da agulha de punção e consequentemente maior o tamanho do introdutor. Por isso, essa técnica para pacientes adultos utilizada por muito tempo, é considerada mais traumática para ser utilizada em pacientes adultos que necessitam de cateteres mais calibrosos.

Na década de 1990, começou a utilização de equipamentos de USV para inserção de vasos centrais (veia jugular interna, veia subclávia, veia femoral) e posicionamento do FICC e do CICC. Nos anos 2000, a utilização da USV para punções venosas aumentou consideravelmente indo para as veias centrais finas (inominada, veia axilar) e para veias periféricas dos membros superiores. O comprimento dos PICCs direcionou também para o posicionamento desses cateteres. Ficou logo evidente que a técnica de inserção até então utilizada não atendia a segurança ao paciente em sua realização.

Rapidamente a indústria levou a criação do kit microintrodutor e a utilização da **técnica de Seldinger modificada**, ou seja com algumas adaptações. Em outras palavras passou a ser possível puncionar uma veia com uma agulha fina (21G), deslizando a agulha internamente através do fio guia de pequeno tamanho (0,0018) por uma ponte reta mais suave, introduzindo ao longo do guia um dilatador do microintrodutor de tamanho apropriado e então inserindo o cateter no interior do introdutor.[1]

A associação da USV e a punção com kit microintrodutor propiciou a inserção do PICC em quase todos os pacientes, sem veias visíveis e palpáveis, com uma redução de complicações considerável. O que antes limitava a inserção do PICC favoreceu sua utilização em mais de 60% dos pacientes de qualquer idade. Com o uso desta técnica o PICC teve uma difusão mais ampla não só em países da língua inglesa, como na América do Norte, Europa Continental e, especialmente, na Itália.

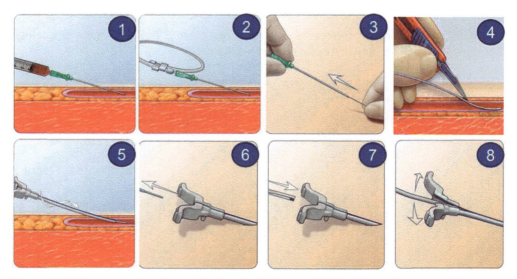

Figura 5.12. Esquematização da técnica de Seldinger (TSM). 1. Punção venosa 2. Inserção do guia de punção pela agulha 3. Retirada da agulha 4. Dermatotomia se necessário 5. Inserção do introdutor e bainha dilatadora pelo guia 6. Retirada do introdutor 7. Inserção do cateter pela bainha dilatadora 8. Retirada da bainha pela técnica de *pellway*.
Fonte: figura extraída do site https://www.medway.com.br/conteudos/como-passar-um-acesso-venoso-central.

Referências bibliográficas

1. Pittiruti M, Scoppettuolo G. Manual GAVeCeLT de PICC e cateter MIDLINE. Indicações, inserção e manejo. 1. ed. Editora Edra, 2017. 227p. 1 vol. ISBN: 978-88-214-4718-1.

2. van Baarle FLF, van de Weerdt EK, van der Velden WJFM, et al. Platelet Transfusion before CVC Placement in Patients with Thrombocytopenia. N Engl J Med. 2023 May 25;388(21):1956-1965. DOI: 10.1056/NEJMoa2214322.

3. Estcourt LJ, Desborough M, Hopewell S, et al. Comparison of different platelet transfusion thresholds prior to insertion of central lines in patients with thrombocytopenia. Cochrane Database Syst Rev. 2015 Dec 2;2015(12):CD011771. DOI: 10.1002/14651858.CD011771.

4. Bueno SCV, Lourenço AD. Persistência de Veia Cava Superior Esquerda em Paciente Submetido a Implante de Marcapasso. https://doi.org/10.24207/jac.v32i1.53.

5. Naranjo J, Portner ER, Jakub JW, Cheville AL, Nuttall GA. Ipsilateral Intravenous Catheter Placement in Breast Cancer Surgery Patients. Anesth Analg. 2021 May 26. DOI: 10.1213/ANE.0000000000005597.

6. NANN 2023.

7. Grosklags A. Manual sobre PICC um guia para enfermeiros e médicos. São Paulo: Editora dos Editores, 2020. p. 304. ISBN 978-65-86098-17-4.

8. Barone G, D'Andrea V, Vento G, Ptirutti M. A systematic ultrasound evaluation of the diameter of deep veins in the newborn: results and implication for clinical practice. Neonatology 2019. 115. 335-340. DOI: 10.1152/000496848.

9. Dawson RB. PICC Zone Insertion MethodTM (ZIMTM): a systematic approach to determine the ideal insertion site for PICCs in the upper arm. J Assoc Vasc Access. 2011;16(3):156-60, 162-5. http://dx.doi.org/10.2309/java.16-3-5.

10. Spencer TR, Mahoney KJ. Reducing catheter-related thrombosis using a risk reduction tool centered on catheter to vessel ratio. J Thromb Thrombolysis. 2017 Nov;44(4):427-434. doi: 10.1007/s11239-017-1569-y. PMID: 29022210.

Avaliação pré-inserção e preparo do paciente, ambiente e materiais para realização do procedimento

6

Solange Antonia Lourenço

6.1 Preparo para realização do procedimento

Após ter sido avaliado a indicação do cateter, a proposta terapêutica do paciente, avaliado a rede venosa, escolhido o cateter e a técnica de inserção, aplicado o TCLE, seguimos na preparação do ambiente, dos materiais e do paciente para início do procedimento.

6.2 Avaliação do paciente

Na maioria das instituições o procedimento de inserção do PICC é realizado a beira leito em pacientes estáveis. Se o paciente está internado em uma unidade crítica, ou seja, de cuidados intensivos, devemos inicialmente avaliar se ele está em condições clínicas para realização do procedimento. Se está confortável, se a monitorização está adequadamente instalada e controlada, e se suas necessidades básicas foram atendidas.

6.3 Preparo do ambiente

As diretrizes internacionais (EPIC, INS, AVA) descrevem na literatura, que a inserção do PICC pode ser realizada a beira leito, desde que não haja prejuízo para os princípios básicos da técnica de assepsia e utilização de precauções de barreira máxima. É necessário que seja realizado em um ambiente limpo, reservado, com iluminação natural se possível. O ambiente deve possuir uma pia para lavagem das mãos, quase ou nenhum mobiliário próximo que possa proporcionar a possibilidade de uma manobra insegura e que possa vir a contaminar qualquer material relacionado ao procedimento.[1]

Quando o procedimento é realizado a beira leito, em unidades de internação, devemos tomar cuidado com janelas e portas abertas e atentar para o número excessivo de pessoas no ambiente. A comunicação de porta faz-se necessária para evitar entrada de pessoas não autorizadas.[1]

Devemos ter uma mesa auxiliar para depositar o material necessário à realização do procedimento. Faz-se necessário realizar a limpeza concorrente da mesa utilizando para esse fim o desinfetante hospitalar padronizado na instituição.

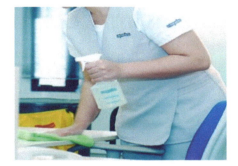

Figura 6.1. Demonstração de limpeza concorrente de superfície.

Em algumas instituições, a inserção do PICC em pacientes pediátricos é realizada em sala cirúrgica. Nesse caso, segue o protocolo de preparo de sala institucional com avaliação do anestesista.

6.4 Preparo dos materiais

Os materiais necessários devem ser reunidos e organizados de maneira a facilitar a realização do procedimento. Instituições que trabalham com kits pré-montados otimizam esta prática. A seguir basicamente estão relacionados os materiais necessários e que podem ser substituídos de acordo com o protocolo institucional:

- Paramentação do insertador: touca e máscara descartável, luva estéril e avental estéril;
- Fita métrica;
- Campos estéreis incluindo o de cobertura da mesa e do paciente;
- Álcool para antissepsia das mãos ou escova para degermação;
- Torniquete (Só devemos utilizar o torniquete, se necessário, no momento da punção. Nesse caso, um par de luvas estéreis poderão ser utilizada para este fim);
- Compressa de gaze estéril;
- Almotolia com antisséptico estéril (se for utilizar um blister de clorexidina a 2%, o volume deverá ser de acordo com o protocolo institucional);
- Pinças estéreis, como a Addison sem dente, tesoura;
- Kit cateter;
- Cubas para colocação do soro fisiológico e do antisséptico;
- Seringas de 10 cc descartáveis (2);
- Agulhas descartáveis para aspiração e injeção subcutânea;
- Soro fisiológico ampola (2);

- Filme transparente estéril para fixação;
- Se for utilizar o equipamento de ultrassom é necessário capa para ultrassom estéril assim como o gel que o acompanha;
- Se for realizar botão anestésico, faz-se necessário o frasco de Lidocaína a 2% sem vasoconstrictor e agulha para aplicação subcutânea;
- Conectores valvulados.

Inicialmente, deve-se lavar as mãos para realizar abertura da mesa.

O preparo da mesa auxiliar deve ser realizado com cuidado, evitando-se que encoste em qualquer outra superfície ou mobiliário para evitar contaminação. Após a limpeza da mesa, deve-se abrir um campo cirúrgico sobre a mesa respeitando-se a sinalização de dobradura do mesmo.

Dispor todos os materiais sobre a mesa, com exceção da paramentação do insertador, evitando-se tocar qualquer invólucro sobe a mesma ou qualquer material que já esteja aberto sobre ela.

6.5 Posicionamento adequado do paciente

Para que a realização do procedimento, é necessário que o paciente (de qualquer idade) seja colocado em decúbito dorso horizontal a zero grau, sempre que possível. Se a avaliação é dos membros superiores, o braço deve estar aberto em 90 graus para que as medidas de inserção sejam realizadas adequadamente.

Paciente neonatal

O posicionamento adequado do bebê para o procedimento e realização das medidas é fundamental para que o posicionamento da ponta do cateter fique na junção cavo atrial. Somente o membro que será utilizado para punção deverá ficar exposto. A utilização do famoso "charutinho" ou *swaddling* favorece o acolhimento do recém-nascido, auxiliando na realização do procedimento.

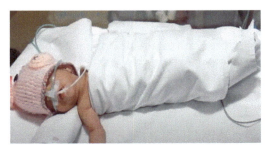

Figura 6.2. Posicionamento adequado do neonato para passagem do PICC.
Fonte: figura extraída do site: https://depositphotos.com/br/photos/bebe-incubadora.html.

A Academia Americana de Pediatria (AAP) afirma que, quando feito corretamente, o enfaixamento pode ser uma técnica eficaz para ajudar a acalmar os bebês e promover a segurança e o sono, podendo também ser utilizado como contenção mecânica na realização de procedimentos invasivos. Além disso, mantém a temperatura corporal evitando a vasoconstricção periférica que pode dificultar a visualização de veias periféricas. O choro intenso e a exacerbação dos reflexos podem, também, dificultar a realização da técnica.

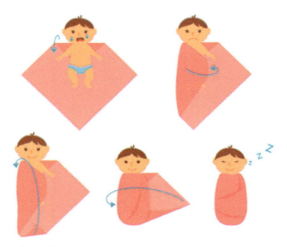

Figura 6.3. Como enrolar o bebê.
Fonte: figura extraída do site https://ambigutravel.my.id/blog-br/como-enrolar-o-bebe-na-manta.html.

Se o recém-nascido estiver alocado em uma incubadora, quanto mais baixo for o peso do recém-nascido (abaixo de 800 gramas), a manutenção da temperatura corporal é fundamental para o sucesso do procedimento que, se possível, deve ser realizado no interior da incubadora por meio das portinholas. Isso depende da experiência do profissional em punção e da visualização adequada pelas paredes das incubadoras. Se isso não for possível, o ambiente deve ficar agradável para que o recém-nascido não perca temperatura para o meio ambiente.

■ População adulta

Os pacientes adultos precisam estar deitados em decúbito dorso horizontal, preferencialmente em decúbito zero com o braço aberto em 90 graus também para a realização das medidas e posicionamento adequado para a inserção do dispositivo.

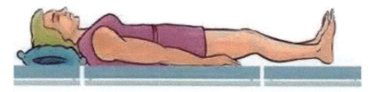

Figura 6.4. Posicionamento dorsal.
Fonte: figura extraída do site: ibotler.odo.br/2691-2/.

6.6. Medidas de inserção[1-2]

A medida de inserção orientada pelas associações internacionais de acesso vascular (WOCOVA, AVA, INS, NANN) para inserção do PICC pelos membros superiores é realizada de maneira igual para pacientes de qualquer idade.

> Iniciar a medida com fita métrica pelo ponto de inserção, seguir até a prega axilar, seguir até a ligação **esterno clavicular direita** e descer até o **terceiro** espaço intercostal. O mesmo trajeto deve ser realizado quando a inserção for realizada pelo membro superior esquerdo.

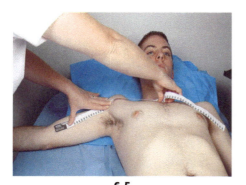
6.5

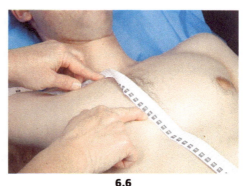
6.6

Na realização da medida de inserção, realizamos também a medida do perímetro braquial e estabelecimento da zona zim. A marcação do ponto de inserção pode ser realizada com caneta demarcadora.

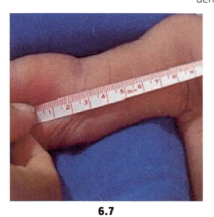
6.7

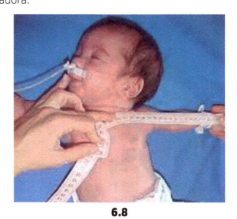
6.8

Figuras 6.5, 6.6, 6.7 e 6.8. Demonstração da realização da medida de inserção pelos membros superiores em pacientes adultos e neonatais.

É uma medida mundialmente utilizada para inserção do PICC por membros superiores e posicionamento adequado da ponta do cateter. Porém, na população neonatal, existem novos artigos contextualizando a medida utilizada anteriormente.

Um estudo[3] que avaliou 214 RNs estimou diferentes fórmulas, a depender do local de inserção do PICC. Estão descritas a seguir:

- Fórmula para inserção em veias do pé:
    medida a ser inserida (cm) = 16 + 4,27 × peso corporal (kg)
- Fórmula para inserção na veia femoral:
    medida a ser inserida (cm) = 9,8 + 1,7 × peso corporal (kg)
- Fórmula para inserção na veia poplítea:
    medida a ser inserida (cm) = - 0,3 + 0,45 × estatura (cm)
- Fórmula para inserção nas veias da mão:
    medida a ser inserida (cm) = 4,46 + 0,32 × estatura (cm)
- Fórmula para inserção na veia axilar
    medida a ser inserida (cm) = 1 + 0,18 × estatura (cm)

A acurácia dessas fórmulas propostas foi avaliada e verificou-se houve uma redução na necessidade de tracionamento do cateter pós inserção, especialmente quando o sítio de inserção foi realizado em veias dos membros inferiores (MMII).[3]

> Iniciar a medida pelo ponto de inserção, seguir até a articulação esterno clavicular e descer até o terceiro espaço intercostal.

Caso a inserção na população neonatal seja realizada por veias do couro cabeludo a medida deve ser realizada da seguinte maneira:

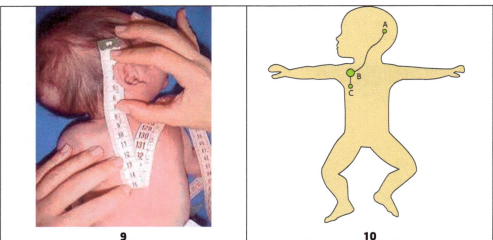

Figuras 6.9 e 6.10. Esta medida também serve para punção da veia jugular externa.

Se a inserção for realizada pelos membros inferiores, a medida é realizada da seguinte maneira:

> Iniciar a medida pelo ponto de inserção, seguir até a região inguinal, seguir até a cicatriz umbilical e direcionar até o processo xifoide.

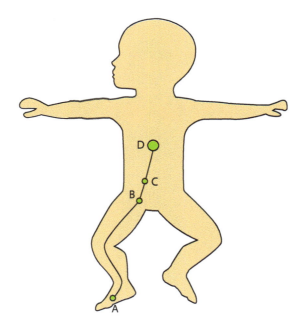

Figura 6.11. Demonstração da realização da medida de inserção pelos membros inferiores. Fonte: figura extraída do site: https://br.freepik.com/vetores-premium/um-menino-mostrando-partes-do-corpo_12468138.htm.

Para tentar reduzir o tracionamento pós inserção, alguns autores de artigos desenvolveram fórmulas para estimar o comprimento do PICC a ser introduzido, correlacionando-a com o peso e a estatura dos RNs.

A acurácia das fórmulas propostas foi avaliada em 102 RNs e verificou-se uma redução na necessidade de tração do cateter após inserção, especialmente quando o sítio de inserção foi realizado em veias dos membros inferiores (MMII).[5]

■ 6.7. Precauções de barreira máxima[4]

Para o profissional que insere o PICC e para aqueles que o auxiliam no procedimento, as precauções de barreira máxima consistem na higiene das mãos, uso da touca, máscara, avental cirúrgico, luvas esterilizadas, campo cirúrgico para cobertura da mesa e do paciente. Toda equipe presente no local do procedimento deve cobrir a cabeça para diminuir a dispersão microbiana, inclusive os pelos faciais com o uso de máscara.

Touca e máscara devem ser colocadas antes do avental estéril. Utilizar óculos de proteção. A máscara serve para proteger o profissional de sangue e fluídos corporais, além de proteger o paciente de agentes infecciosos transportados pela boca e nariz por parte do profissional. Uma nova máscara deve ser utilizada a cada procedimento. O avental estéril serve para manter a esterilidade entre a pessoa que a usa e o campo esterilizado.

Nunca esquecer, o decote do avental e os punhos são considerados contaminados.

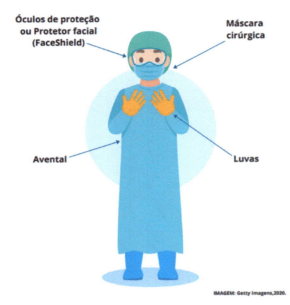

Figura 6.12. Paramentação adequada para realização do procedimento.
Fonte: Getty Images .

A higiene das mãos é uma precaução padrão e deve ser realizada sempre antes do contato com o paciente e após o procedimento.

Antes de realizar a lavagem das mãos, devemos retirar todos os adornos e manter mangas acima dos punhos perto dos cotovelos. A lavagem das mãos deve proceder conforme Manual ANVISA de Referência Técnica para lavagem das mãos.

Por se tratar de uma punção percutânea, segundo a ANVISA (órgão regulatório do Brasil) a lavagem das mãos pode ser realizada com escova de degermação segundo o ritual para procedimentos cirúrgicos, com tempo menor ou o insertador pode realizar a lavagem das mãos e aplicar a preparação alcoólica que tem como objetivo inativar microrganismos e/ou temporariamente suprimir sua multiplicação. Essas preparações podem conter um ou mais tipos de álcool, outros elementos ativos com excipientes e umectantes, e deve ser aplicado conforme orientação do fabricante.

A colocação dos campos cirúrgicos consiste em cobrir o paciente e as áreas circundantes para criar uma barreira estéril eliminando, assim, a passagem de microrganismos. Preferencialmente, a utilização de um campo fenestrado isola melhor o membro a ser utilizado para punção. Caso contrário, a forma de abertura deve ser adequada de maneira a proporcionar uma exposição adequada do local cirúrgico. Normalmente, os campos cirúrgicos são assinalados para indicar a direção de abertura dos mesmos.

6.8. Antissepsia do membro

Antes de iniciar a antissepsia do local a ser puncionado, devemos embalar a mão do paciente, no caso de punção pelos membros superiores ou o pé de um recém-nascido ou paciente pediátrico quando a punção for realizada pelos membros inferiores. São regiões que potencialmente podem contaminar o insertador e os materiais utilizados para punção.

Se a punção for realizada no dorso da mão, deve ser realizada antissepsia adequada do dorso da mão e dos quirodáctilos.

A antissepsia deve ser realizada conforme protocolo institucional. A ANVISA orienta com Clorexidina alcoólica a 0,5% ou 2%. Caso o paciente seja alérgico, utilizar PVPI também com base alcoólica. A seguir estão relacionadas as principais substâncias para antissepsia da região aprovadas pela ANVISA.

Gliconato de clorexidina
- Tempo de aplicação de 30 segundos
- 0,5 % ou 2% movimentos de vai e vém
- Tempo de secagem: 30 segundos

Iodopovidona (PVPI)
- Tempo de aplicação de 1 a 2 minutos
- 9 a 12 % de iodo ativo movimentos circulares
- Tempo de secagem: de 1 a 2 minutos

Álcool a 70%
- Aplicação e imediata realização do procedimento
- Seca rapidamente após a aplicação movimentos de vai e vém

Para a população neonatal existem orientações importantes de antissepsia de pele, direcionadas por organizações internacionais de acordo com a idade gestacional.

A Sociedade para assistência médica e de epidemiologia da América (SHEA) é uma sociedade profissional que investe na saúde pública estabelecendo medidas de prevenção de infecções e norteando a administração de antibióticos para os profissionais prescritores de saúde. Ela determinou algumas recomendações que se aplicam a esta população, com práticas baseadas em evidência para prevenção de infecções de corrente sanguínea relacionada a antissepsia de pele na inserção dos cateteres centrais na população neonatal. Seguem algumas recomendações:

- Para lactentes maiores de 8 semanas de idade (2 meses) ou mais, deve-se usar **clorexidina alcoólica a 2%**;
- Para lactentes menores de 8 semanas de idade, a experiência clínica dos autores mostra que um produto contendo clorexidina pode e deve ser usado com

segurança. O FDA declarou que a clorexidina pode ser usada com cautela em bebês prematuros ou menores de 2 meses de idade.

- Para recém-nascidos com menos de 28 semanas de gestação e com menos de 7 dias de vida, as UTI Neonatais podem considerar o uso da **clorexidina aquosa a 2%** para antissepsia da pele.

A Infusion Nurse Society 2024 orienta não utilizar antisséptico degermante antes do antisséptico alcoólico. A mistura dos dois pode inativar a eficácia do alcoólico. Se necessário devido à sujidade de pele, retirar com soro fisiológico ou água estéril, secar com gaze estéril e só depois aplicar o produto alcoólico.

■ Referências Bibliográficas

1. Pittiruti M, Scoppettuolo G. Manual GAVeCeLT de PICC e cateter MIDLINE. Indicações, inserção e manejo. 1. ed. Editora Edra, 2017. 227p. 1 vol. ISBN: 978-88-214-4718-1.

2. Marino PL. Compêndio de UTI. Cap. 1 - Cateteres vasculares. 4. ed. São Paulo: Editora Artmed, 2015. p. 3-15. ISBN 858-27-119-80.

3. Harada MJCS, Pedreira MLG. Terapia Intravenosa e Infusões. Capítulo 14 - Cateteres centrais de inserção periférica (Vendramim P.) 1. ed. Editora Yendis, 2011. p. 204-27. ISBN: 973-85-7728-220-3 2011

4. Grosklags A. Manual sobre PICC um guia para enfermeiros e médicos. São Paulo: Editora dos Editores, 2020. p. 304. ISBN 978-65-86098-17-4.

5. Chen IL, Yang MCO, Chen FS, Chung MY, Chen CC, et al. The equations of the inserted length of percutaneous central venous catheters on neonates in NICU. Pediatrics and Neonatology [Internet]. 2019 [cited 2021 May 20]; 60(3):305-10. DOI: https://doi.org/10.1016/j.pedneo.2018.07.011.

6. Sharpe LE, Curry S, Wyckoff MM. Peripherally Inserted Central Catheters: Guideline for Practice. 4 ed. National Association of Neonatal Nurses (NANN), 2023. p. 73.

7. Infusion Therapy Standards of Practice. 9th Edition 2024. www.ins1.org.

8. Manual ANVISA de referência Técnica para lavagem das mãos. -2023.

Técnicas de Inseção

7

Solange Antonia Lourenço
Daniela de Oliveira Lima

■ 7.1. Técnica de inserção por punção direta, bainha destacável ou "às cegas"

1. Lavar as mãos;
2. Reunir o material para inserção (paramentação, mesa auxiliar, material necessário para o procedimento);
3. Aplicar o TCLE (paciente ou responsáveis);
4. Preparar o ambiente, orientando os responsáveis a usar máscara e touca descartável, caso permaneçam durante o procedimento;
5. Posicionar o paciente em decúbito dorso horizontal;
6. Realizar as medidas de inserção, estabelecimento da Zona Zim, se possível, e medida da taxa de ocupação do vaso se a punção for realizada com auxílio da USV;
7. Nos pacientes neonatais, utilizar contenção mecânica com envoltório deixando apenas o membro a ser puncionado exposto (técnica do "charutinho");
8. Bebês prematuros (abaixo de 37 semanas de gestação), o procedimento sempre que possível deve ser realizado no interior da incubadora;
9. Vestir gorro, máscara, óculos de proteção;
10. O assistente deve realizar a limpeza da mesa auxiliar e abertura dos materiais com técnica asséptica;
11. Realizar a degermação das mãos com a escova de clorexidina ou utilizar pós lavagem das mãos conforme protocolo institucional álcool cirúrgico apropriado para procedimentos cirúrgicos;
12. Vestir o avental estéril (não esquecer que a gola e os punhos são considerados contaminados);

13. Calçar luvas estéreis;

14. Conferir e preparar o material sobre a mesa, preencher as seringas de 10 mL com soro fisiológico (SF) utilizando a agulha de aspiração;

15. Lubrificar o cateter com a seringa preenchida com SF e mantê-la acoplada ao cateter. Algumas marcas de cateter (neonatais) orientam deixar o cateter mergulhado em soro fisiológico por alguns minutos antes da inserção;

16. Verificar a integridade dos materiais (cateter e introdutor) a serem utilizados;

17. Se o protocolo de sua instituição considerar o corte do cateter, realizá-lo na terminação distal, em ângulo reto com bisturi na medida pré-determinada;

18. Iniciar o procedimento protegendo a mão do paciente com campo ou compressa estéril;

19. Proceder com a antissepsia da pele no local onde será realizada a inserção, com gaze embebida em Clorexidina alcoólica (0,5% ou 2% almotolia) no local da punção por 30 segundos em movimentos de vai e vem. Se utilizar a apresentação em Blister o procedimento é o mesmo. Esperar secar por 30 segundos;

20. Isolar o membro para punção com campo fenestrado ou utilizar dois campos de maneira a cobrir todo o corpo do paciente e manter exposto a região da punção;

21. Após visualização e palpação da veia escolhida, utilizar torniquete para garrotear o membro. Ou, se preferir, um auxiliar pode colocar o garrote, desde que não contamine a região em que já realizada a antissepsia;

22. Puncionar a veia com o conjunto introdutor agulhado e bainha dilatadora.

Neste momento pode-se utilizar USV ou transiluminador. Pós-refluxo sanguíneo, soltar o torniquete, retirar a agulha de punção (mandril) e ir introduzindo o cateter lentamente na bainha introdutora para o interior do vaso com a ajuda da pinça de Addison sem dente. Durante a introdução do cateter, deve-se ir injetando com o auxílio da seringa acoplada ao cateter SF. Isso deixa o cateter um pouco mais rígido e facilita a sua introdução;

23. Em recém-nascidos, no início da introdução do cateter manter a cabeça do bebê virada para o lado da inserção procurando encostar o queixo no ombro para diminuir o fluxo na veia jugular e impedir a sua inserção nessa veia. No caso de pacientes adultos, após 10 cm de introdução do cateter realizar o mesmo procedimento;

24. Após a total introdução do cateter, testar refluxo sanguíneo e lavar a seguir com soro fisiológico;

25. Retirar delicadamente a bainha introdutora quebrando-a (*pell way*) ao meio no sentido longitudinal, aplicando uma pressão digital no óstio de inserção para evitar sangramento excessivo;

26. Introduzir mais um pouco o cateter se necessário. Instalar os conectores valvulados devidamente preenchidos com SF;

27. Limpar bem o óstio de inserção não permitindo a presença de sangue;

28. Aplicar dispositivo fixador;

29. Limpar a inserção com gaze e chlorohex alcoólico, aplicar uma gaze dobrada no óstio de inserção e cobrir com filme transparente sem CHG;
30. Solicitar Raio X;
31. Desprezar material perfuro cortante em recipiente apropriado;
32. Preencher todos os formulários de inserção de PICC, conforme protocolo institucional.

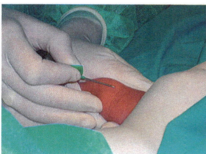
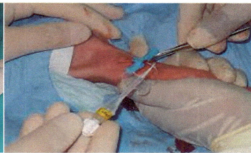

■ Atenção

- Atentar para o número máximo de tentativas de punção estabelecido pela ANVISA: 4 tentativas (duas por profissional);
- Evitar tocar no cateter com luva entalcada;
- A antissepsia da pele deve seguir o protocolo institucional;
- Para obtenção de maior sucesso na inserção, a utilização de transiluminadores de veia ou a ultrassonografia pode elevar a taxa de sucesso;
- No caso da utilização da USV, a capa estéril sobre o probe deverá ser utilizada;
- Se estiver utilizando a USV para visualização da punção, também é possível utilizar o equipamento para visualizar o cateter em todo o trajeto da veia até mesmo na veia subclávia e veia jugular para verificar o posicionamento da ponta.

■ 7.2. Técnica de Seldinger Modificada para Enfermeiros (micropunção)

1. Todos os passos para iniciar o procedimento devem ser iguais a técnica de punção direta (passos de 01 a 20);
2. Posicionar o equipamento de ultrassom contrário ao local de punção para permitir visualização adequada da veia. Realizar o Rapid Peripheral Vein Assessment (RaPeVA – avaliação rápida de veia periférica);
3. Realizar as medidas de inserção, perímetro braquial e Zona Zim e taxa de ocupação do vaso;

4. Realizar higiene das mãos com degermação com clorexidina ou uso do álcool cirúrgico (protocolo institucional)

5. Vestir o avental estéril e as luvas;

6. Preencher a seringa estéril com soro fisiológico para lubrificação do cateter, tracionar o guia interno (mandril) e realizar o corte do cateter com bisturi. Inserir novamente o guia até ficar bem-posicionado ao final do cateter. Manter uma seringa com SF acoplada a uma das vias do cateter;

7. Embalar a mão do paciente com campo estéril;

8. Realizar a antissepsia da pele com a clorexidina a 0,5% ou clorexidina a 2% com movimentos de vai e vem por 30 segundos. Esperar secar;

9. Isolar o membro com campo fenestrado mantendo somente o membro exposto para a punção. O corpo do paciente deve ser coberto com campo estéril;

10. Com auxílio de um assistente, vestir o probe do equipamento de ultrassom com capa estéril já preenchida com gel estéril. Deslizar a cobertura por toda a extensão do probe, com cuidado, evitando contaminação. Prender com elástico a camisinha no probe e sua extensão;

11. Aproximar o probe a pele do paciente no local escolhido para punção com gel estéril a 90 graus e aplicar o gel asséptico também na pele do paciente;

12. Aproximar a agulha de punção exatamente na metade do probe e aplicar a angulação necessária conforme a profundidade do vaso e iniciar a punção;

13. Se utilizarmos anguladores a agulha de punção deve ser encaixada no corpo do angulador com a profundidade já estabelecida;

14. Se necessário, garrotear o membro somente no momento da punção. Pode-se utilizar uma luva estéril ou o garrote ser colocado por um auxiliar e retirá-lo rapidamente após a punção;

15. Aproximar o probe ao local de punção para visualização do trajeto da veia, ao localizar o vaso inserir a agulha de punção na canaleta do probe e inseri-la na pele atingindo o vaso até visualizar a mesma em seu interior pela tela do ultrassom;

16. Afastar o equipamento de ultrassom. Inserir o guia de punção devagar no interior da agulha até encontrar um momento de resistência. A partir deste ponto abaixar a agulha delicadamente e terminar de inserir o guia na agulha até sua margem de segurança;

17. Remover a agulha de punção mantendo o guia no interior do vaso;

18. Liberar o torniquete;

19. Administrar o anestésico por via subcutânea, conforme protocolo institucional. Aguardar até dois minutos o início do efeito do anestésico;

20. Fazer a dermatotomia na pele, se necessário;

21. Vestir a bainha e o dilatador sobre o guia fazendo um ligeiro movimento rotacional ao atingir a pele facilitando sua penetração;

22. Retire o fio guia e o dilatador deixando a bainha no local;

23. Com o auxílio da pinça anatômica sem dente, inserir lentamente o cateter no interior da bainha;

24. Solicite ao paciente que mantenha a cabeça voltada para o lado que está sendo inserido o cateter (queixo no ombro) para evitar canulação da veia jugular;

25. Inserir todo o cateter até o marco 0, evitando exteriorização para não comprometer o curativo;

26. Após a introdução do cateter, remova a bainha introdutora da veia e destaque-a conforme orientação do fabricante (*pell way*), tracionando e quebrando delicadamente);

27. Remover o fio guia do cateter;

28. Conectar uma seringa de 10 cc devidamente preenchida com solução salina, aspirar para verificar refluxo sanguíneo e a seguir realizar um flush rápido de mais ou menos 2 mL com a solução em ambas as vias, fechando-as a seguir com o *clamp* do cateter. Instalar os conectores valvulados também preenchidos com SF.

29. Fixar os pontos da borboleta do cateter no dispositivo fixador e fixar colando na pele do paciente. Esse dispositivo fixador vem no kit do cateter;

30. Realizar o curativo com gaze na inserção dobrada e aplicar o filme transparente com cobertura total do fixador do cateter;

31. Limpar o paciente, caso exista sujidade sanguínea;

32. Retirar os campos e os materiais utilizados com descarte. Os materiais perfurocortantes devem ser descartados em locais adequados;

33. Desligar o equipamento de ultrassom e proceder com a limpeza, conforme protocolo institucional;

34. Solicitar à equipe médica a realização do Raio X, caso não esteja utilizando a tecnologia 3CG.

■ Observações

- Não é recomendada a inserção de PICC em situações de urgência ou emergência;
- Caso o paciente seja alérgico a lidocaína, não utilizar nenhum outro anestésico.

■ Referências Bibliográficas

1. Pittiruti M, Scoppettuolo G. Manual GAVeCeLT de PICC e cateter MIDLINE. Indicações, inserção e manejo.1. ed. Editora Edra, 2017. 227p. 1 vol. ISBN: 978-88-214-4718-1.

2. Harada MJCS, Pedreira MLG. Terapia Intravenosa e Infusões. Capítulo 14 - Cateteres centrais de inserção periférica Patricia Vendramim 1. ed. Editora Yendis, 2011. p. 204-27. ISBN: 973-85-7728-220-3 2011.

3. Grosklags A. Manual sobre PICC um guia para enfermeiros e médicos. São Paulo: Editora dos Editores, 2020. p. 304. ISBN 978-65-86098-17-4.

4. Sharpe LE, Curry S, Wyckoff MM. Peripherally Inserted Central Catheters: Guideline for Practice. 4. ed. National Association of Neonatal Nurses (NANN), 2023. p. 73.

Métodos de Liberação de Cateter Central de Inserção Periférica (PICC):
Utilização de Radiografia e Eletrocardiograma Intracavitário para confirmação segura

Michel Costa Clemente

■ 8.1. Introdução[1]

Wilhelm Conrad Rontgen (Figura 8.1) nasceu em 27 de março de 1845, na cidade de Lennep (atual Remscheid), onde atualmente se encontra o Museu de Rontgen. Faleceu em Munique, na Alemanha, em 10 de fevereiro de 1923, tendo sido enterrado na cidade de Giessen, no mesmo país.

Em 8 de novembro de 1895, o Doutor Wilhelm Conrad Rontgen, professor de física teórica, descobriu os raios X em Wurzburg (Alemanha), fato ocorrido a partir de experiências com as ampolas de Hittorf (Johann Wilhelm Hittorf – físico alemão) e Crookes (William Crookes – físico e químico inglês).

Em 22 de dezembro de 1895, Rontgen fez a primeira radiografia da história, da mão esquerda de Anna Bertha Ludwing Rontgen, sua mulher (Figura 8.2).

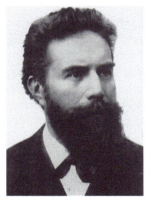

Figura 8.1. Wilhelm Conrad Rontgen.

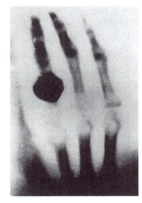

Figura 8.2. Radiografia na mão esquerda de Anna Bertha Ludwig Rontgen.

Seis dias após, publicou na revista Sitzungs Berichte, da Sociedade Físico-médica de Wurzburg, o célebre artigo "Sobre um novo tipo de raio – comunicação prévia". Posteriormente, outros dois trabalhos referentes aos raios X foram publicados por ele: um ainda em 1896, conhecido como "2ª Comunicação" e outro, em 1897, conhecido como "3ª Comunicação".

Rontgen fez apenas duas apresentações sobre sua descoberta. A primeira em 12 de janeiro de 1896, na corte de Berlim, para o imperador alemão Guilherme II, e a segunda (única conferência científica) na Sociedade Físico-médica de Wurzburg, em 23 de janeiro do mesmo ano. Nessa conferência, fez a radiografia da mão do anatomista suíço Albert Von Kolliker.

A natureza dos raios X foi definida apenas em 1912, quando da publicação dos trabalhos de Max von Laue, Walther Friedrich e Paul Knipping. Os instrumentos reunidos por Rontgen e pelos primeiros eletrorradiologistas (operadores de raio X) resultaram em uma cadeia emissora de raio X de baixo rendimento (1 a 2 mA), em que uma radiografia de mão necessitava de vários minutos de exposição e a de um crânio, cerca de uma hora. A adaptação da descoberta de Rontgen para fins médicos foi feita por eletrorradiologistas e engenheiros.

No Brasil, o médico Francisco Pereira das Neves iniciou suas experiências com os raios X no início de 1896, no gabinete de Física da Faculdade Nacional de Medicina (atual Faculdade de Medicina da Universidade Federal do Rio de Janeiro – UFRJ). Em 22 de dezembro este mesmo ano, foi realizada a primeira radiografia a serviço da medicina clínica, na cidade do Rio de Janeiro.

Hoje em dia, a imagem radiográfica digital já é uma realidade, devido ao avanço tecnológico associado à redução de custos e alguns pré-requisitos importantes, como monitores de alta resolução e máquinas de alto desempenho (computadores/servidores).

A qualidade da imagem radiográfica se refere à relação dos princípios físicos que regem a formação com a aparência dessa imagem. A qualidade diagnóstica da imagem leva em consideração o tipo de informação que se pretende obter da imagem. Uma imagem radiográfica de boa qualidade deve reunir o máximo de contraste e nitidez, primando sempre pela maior proteção radiográfica possível do paciente.

O contraste pode ser definido como a diferença entre as densidades ópticas máxima C (preto) e densidade mínima D (branco) da imagem radiográfica na (Figura 1.4). Podendo ser influenciado pelo nível de exposição e pela radiação espalhada.

A nitidez da imagem radiográfica pode ser definida como a delimitação mensurável dos detalhes de uma imagem, ou seja, uma boa visualização dos contornos de uma região anatômica. A falta de nitidez de uma imagem, com contornos poucos definidos (borrados). Pode ser dividida em dois grupos; estática (geométrica) e (cinética).

- Falta de nitidez estática (geométrica): é determinada pelos fatores geométricos da formação da imagem radiográficas (Figura 8.3).
- Falta de nitidez dinâmica (cinética); é causada pelo movimento voluntário ou involuntário do órgão ou região examinada. (Figura 8.4).

Métodos de Liberação de Cateter Central de Inserção Periférica (PICC)

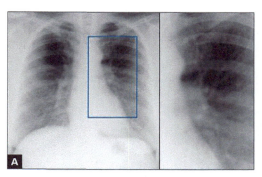

Figura 8.3. Falta de nitidez estática.

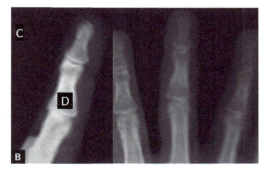

Figura 8.4. Falta de nitidez dinâmica.

■ 8.2. Marcos Anatômicos Vasculares pela radiografia de Tórax[3,4,10,11]

Dependendo do âmbito da prática, os profissionais devem ser capazes de avaliar uma radiografia de tórax, identificando a localização exata da ponta do PICC e aprovar para a utilização. Para estabelecer a competência uniforme entre os profissionais de acesso vascular a fim da liberação da linha central, recomenda-se que os programas educacionais incluam o ensino didático e a validação de competências, incluindo os conhecimentos e aptidões na avaliação da posição do cateter vascular em radiografias torácicas. De acordo com o documento de posicionamento da INS, "Para ser qualificado, o profissional, seja um médico ou enfermeiro licenciado, deve realizar e concluir com êxito um programa educativo com conteúdo teórico e prático, assim como sessões didáticas. Uma lista de verificação de competências deverá ser preenchida e assina por um formador qualificado".

Quando um profissional avalia uma radiografia de tórax, deve primeiro verificar o nome do paciente, o número do cadastro clínico (prontuário), data e hora do exame. Em seguida, deve avaliar a qualidade do exame como, contraste, nitidez (geométrica e cinética), marco anatômico estático e dinâmico, etc. Após a realização dos passos acima mencionados, é necessário identificar a borda mediastinal direita e esquerda superior a inferior, conforme Figura 8.5.

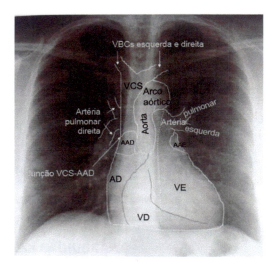

Borda mediastinal direita
Veia braquiocefálica direita (VBC)
Veia cava superior (VCS)
Artérias e veias pulmonares direitas
Apêndice do átrio direito (AAD)
Aurícula direita (AD).
Borda mediastinal esquerda
Veia braquiocefálica esquerda
Arco aórtico (AA)
Artérias e veias pulmonares esquerdas
Apêndice átrio esquerdo (AAE)
Ventrículo esquerdo (VE)
VCS esquerda, se presente, que poderá formar uma parte da borda mediastinal superior esquerda

Figura 8.5. Identificação das bordas mediastinais direita e esquerda.

A radiografia tradicional é a AP (anteroposterior) para a interpretação da posição correta da ponta de um cateter, conforme a Figura 8.5. No entanto, com filmes AP, a posição da ponta da linha de PICC nem sempre foi identificada de forma confiável.

Para aumentar a confiabilidade da identificação da ponta da linha PICC na primeira radiografia, o estudo (Michelle E. et al, 2004), comparou 100 filmes AP e 100 POR (oblíqua posterior direita), evidenciando a ponta do PICC com mais clareza, pois diminui a sobreposição de estruturas mediastinais, aumentando assim a confiabilidade das leituras dos radiologistas.

Os métodos de localização radiográfica da ponta do cateter, incluem a avaliação indireta ou direta de uma radiografia ao tórax. O método indireto utiliza estruturas não vasculares para identificar a localização da ponta do cateter venoso central e pode ser usado isoladamente ou conjuntamente com o método direto que utiliza estruturas vasculares e pode oferecer uma melhor precisão em comparação com o método indireto.

- **Método indireto:** utiliza estruturas do esqueleto e das vias aéreas.
    - Arcos costais/espaços intercostais (EIC), entre o 3º e o 4º (EIC), Figura 8.6;
    - Carina: 5 cm abaixo da veia cava superior (VCS), apêndice átrio direito (AAD); (Figura 8.7)
    - Ângulo traqueobrônquico direito: 3 cm abaixo da carina;
    - Corpos vertebrais: dois corpos vertebrais da carina (assumindo que a altura média de um corpo vertebral adulto é de 2 cm).
- **Método direto:** utiliza estruturas vasculares, incluindo VCS, a contorno cardíaca e o apêndice átrio direito.
    - Ao localizar a VCS e a contorno cardíaca, é possível identificar o AAD;
    - Idealmente, a ponta do dispositivo de acesso vascular central deverá ficar na "Zona A", 2 cm acima ou abaixo do AAD; (Figura 8.8)

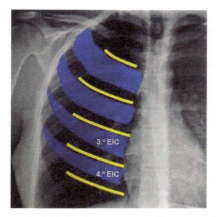 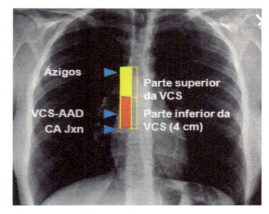

Figura 8.6. Método de espaço intercostal.   **Figura 8.7.** Método Carina.

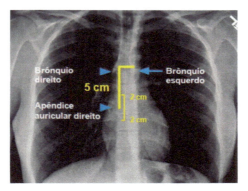

Figura 8.8. Método direto.

É importante verificar o real posicionamento da ponta do cateter central antes de iniciar a terapêutica. Os profissionais devem consultar as instruções de utilização do produto, bem como os protocolos institucionais aplicáveis. Pois as técnicas e procedimentos básicos não se destina a substituir a formação ou discernimento clínico. Veja um PICC inserido pelo lado esquerdo com a ponta do cateter posicionada na JCA. (Figura 8.9)

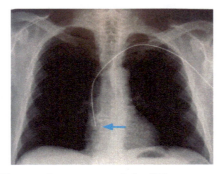

Figura 8.9. Ponta do PICC encontra-se em posição JCA.

Cateteres inseridos do lado esquerdo do paciente apresentam uma maior ocorrência de lesões vasculares resultando em trombose. Os cateteres inseridos com a ponta na junção da veia braquiocefálica esquerda com a VCS apresentam um risco acrescido de danos endoteliais mecânicos e químicos. Os números 3 e 4 indicam terço inferior da VCS/junção cavoatrial. Com taxa de trombose de 2,6%. Os números 5 e 6 no terço médio, com taxa de complicações de 5,3%. Os números de 7 a 13, apresentam taxa de 41% de trombose corroborados na Figura 8.10.

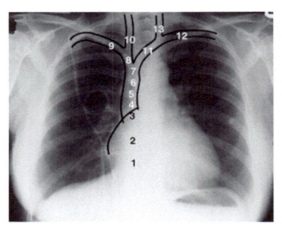

Figura 8.10. Indicação de sítios e taxas de trombose.
Fonte: Moureau NL, et al. 2019.

■ 8.3. Utilização Radiográfica para Confirmação do Implante de Cateter Central de Inserção Periférica (PICC)[2,6-10,12,34]

A radiografia, sendo raio-X ou fluoroscopia do tórax, é realizada após o procedimento de implante de cateteres centrais. É o método padrão utilizado para a posição da ponta do cateter e para identificar se o cateter está inserido corretamente. Um raio-X básico portátil utiliza a vista anteroposterior (A-P) para verificar a posição da ponta do cateter. Podem ocorrer variações na interpretação, que depende de múltiplos fatores, incluindo a duração da exposição, ciclo respiratório, posicionamento do paciente, má formação anatômica, movimento, artefato, colocação arterial e obesidade. De forma complementar, é difícil marcas de referência anatômicas em raio-X bidimensional.

Diversas associações incluíram em seus respectivos *guidelines* (diretrizes), recomendações sobre o posicionamento correto da ponta do cateter. De acordo com o Infusion Nurses Society (INS), "a ponta do dispositivo de acesso venoso central deve permanecer na veia cava superior (VCS), próximo à junção com átrio direito". Outra importante associação, Association for Vascular Access (AVA), declara que "a localização mais apropriada da ponta de cateteres centrais perifericamente (PICC) é no terço inferior da veia cava superior, próximo ao átrio direito". As recomendações para a inserção de PICC com a ponta na região da JCA, baseiam-se no objetivo de melhorar os resultados dos pacientes e otimizar a hemodiluição da solução farmacológica administra.

O PICC com a ponta posicionada na parte superior da VCS, podem permanecer contra a parede do vaso, expondo o revestimento endotelial a lesões mecânicas, o que poderá contribuir para o desenvolvimento de uma trombose relacionada com o cateter. Podem ocorrer lesões químicas causando pelos extremos de pH < 5 ou > 9, suplementares com a perfusão de irritantes, vesicante ou soluções que contém concentrações finais superiores a 10% de dextrose e ou 5% de proteína superiores e 900 mOsm/L (Tabelas 8.1 e 8.2).

Tabela 8.1. Alguns exemplos de soluções osmolares intravenosas:[3]

Solução	Concentração	Característica
SG 10%	505 mOsm/L	Hipertônica
GH 50%	2,525 mOsm/L	Hipertônica
Cefazolina 1 g/10 mL SG 5%	672 mOsm/L	Hipertônica
NPT	1,500-3,500 mOsm/L	Hipertônica
NPP	750-1,500 mOsm/L	Hipertônica
Manitol	274-1,372 mOsm/L	Iso-hipertônica
Água estéril	154-155 mOsm/L	Hipotônica

Tabela 8.2. Alguns exemplos de drogas intravenosas com extremos de pH:[13]

Princípio Ativo	Apresentação Comercial	pH (potencial de hidrogênio)
Aciclovir	Aciclovir® 250 mg Fap (Teuto)	11
Ciprofloxacino	Ciprofloxacino® 200 mg bolsa 100 mL (Isofarma)	3,5-4,6
Vancomicina	Vancocina 500 mg Fap	2,5-4,5
Ondansetrona	Ansentron® 2 mg/mL Ap 2 mL	3,3-4
Norepinefrina	Norepinefrina 2 mg/mL Ap 4 mL (Hipolabor)	3-4,5

■ 8.4. Introdução[14,15-18]

O eletrocardiograma (ECG) é o mais antigo e mais usado procedimento cardiológico. É um exame de baixo custo, simples, não invasivo e amplamente usado na prática clínica. O objetivo da monitorização do traçado eletrocardiográfico abrange desde uma simples análise da frequência e dos ritmos básicos até o diagnóstico de complexas arritmias, isquemia miocárdica e identificação da síndrome de QT longo, e em nosso caso em específico, a avaliação da maior amplitude da onda P.

O processo de conhecimento e educação são importantes aspectos na correta interpretação do ECG – definição do ritmo normal/anormal, compreensão dos conceitos eletrofisiológicos e características da técnica de monitorização. O enfermeiro, nas suas atividades de assistência e gerência, é responsável por manter o cuidado integral do paciente de forma segura e eficaz. Nesse sentido, torna-se fundamental que a sua capacitação seja direcionada para a análise, interpretação, domínio dos sinais clínicos e métodos diagnósticos no cenário da doença cardiovascular

Willem Einthoven (1860-1927) foi o desenvolvedor do Eletrocardiograma (Figura 8.11). Ele dedicou seus primeiros anos na medicina para estudo das correntes elétricas produzidas pelo corpo, principalmente pelo coração, resultando na obtenção do eletrocardiograma, que é um dos mais conhecidos instrumentos diagnósticos utilizados em hospitais de todo o mundo. Sua obra resultou em um dispositivo para imprimir ondas da corrente elétrica produzida por este órgão. Posteriormente, Einthoven observando ondas anormais do coração, caracterizou várias doenças cardíacas e estabeleceu-os como padrões para diagnóstico futuro. Hoje, mais de 100 anos depois, o ECG continua a ser o aparelho de cardiologia mais comumente usados.

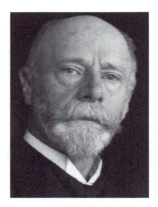

Figura 8.11. Willem Einthoven (1860-1927), desenvolvedor do Eletrocardiograma.

Após alguns anos de muito trabalho, Eithoven produziu no início do século passado (1903) um galvanômetro (Figura 8.12), que poderia ser usada para pesquisa médica. O galvanômetro de corda permitiu estudar a atividade elétrica do coração, captada na superfície do corpo. O laboratório em Leiden se tornaria um lugar visitado por pesquisadores de todo o mundo. Essa pesquisa lhe valeu o Prêmio Nobel de Fisiologia ou Medicina em 1924.

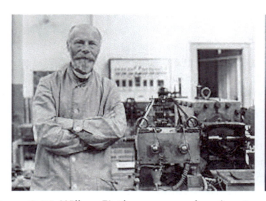
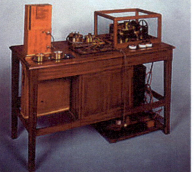

Figura 8.12. Willem Einthoven e o galvanômetro.

8.5. Utilização de Eletrocardiograma (ECG) para confirmar o implante de Cateter Central de Inserção Periférica (PICC) [19,20]

A inserção do PICC à beira do leito consiste em passar o cateter do local de acesso venoso selecionado até a veia profunda periférica do braço através do sistema venoso central até que a ponta distal do dispositivo resida no terço inferior da veia cava superior (VCS), próximo à junção cavo atrial. Após a inserção, é necessária a confirmação anatômica da ponta do cateter antes do início da terapia intravenosa. As técnicas para verificar a posição da ponta do cateter são a ultrassonografia transtorácica e transesofágica. Porém, seu uso é limitado por serem técnicas caras e inacessíveis. A colocação com visualização fluoroscópica também tem sido utilizada, mas requer pessoal especializado e sala de radiologia, além de ter um custo elevado. Mais frequentemente na prática clínica diária, a verificação da posição da ponta do PICC é realizada por meio de radiografia de tórax, porém, essa técnica apresenta limitações importantes: custo, pois envolve a participação de diferentes profissionais, exposição à radiação e maior tempo de procedimento e variabilidade interobservador.

Nos últimos anos, tem sido levantada na literatura a possibilidade de verificar a colocação de cateteres PICC por meio do monitoramento da ponta do cateter com eletrocardiograma intracavitário (IC-ECG). Isso reduziria o tempo de colocação, evitaria o uso de controle radiológico em todos os pacientes e reduziria os custos globais, principalmente voltados às complicações.

Sem navegação e confirmação da ponta em tempo real, ocorre frequentemente a localização incorreta da ponta do PICC (mau posicionamento) com inserções à beira do leito. Demonstrou-se que as más posições levam ao aumento do risco de arritmias cardíacas, trombose venosa, tamponamento cardíaco, perfuração de vasos, entre outras. Usando o monitor Sherlock 3CG®, os profissionais veem a localização da ponta em tempo real para ajudar no posicionamento correto da ponta. Em pacientes com onda P distinta no sinal de ECG, o Sherlock 3CG ® TCS (Tip Confirmation System)é indicado para uso como método alternativo à radiografia torácica e à fluoroscopia para confirmação da inserção da ponta do PICC. Situações limitantes, mas não contraindicadas, para esta técnica são pacientes onde alterações do ritmo cardíaco alteram a apresentação da onda P, como na fibrilação atrial, *flutter* atrial, taquicardia grave e ritmo controlado por marca-passo. Nesses pacientes, que são facilmente identificáveis antes da inserção do cateter, é necessária a utilização de um método adicional para confirmar a localização da ponta do PICC. O método de eletrocardiografia intracavitária (IC-ECG) é hoje amplamente aceito mundialmente como uma técnica simples e precisa para verificar a localização adequada da ponta de qualquer dispositivo de acesso venoso central.

8.6. Interpretação de uma Onda do Eletrocardiograma (ECG) Durante a Inserção de um Cateter Venoso Central [5, 31, 32, 33, 34]

O coração fica localizado no mediastino, um compartimento da cavidade torácica, e é formado por 4 câmaras, sendo dois átrios e dois ventrículos. Possui valvas atrioventriculares que fazem o controle do fluxo de sangue entre as cavidades, do lado direito temos a valva tricúspide e do lado esquerdo a bicúspide ou mitral. O ritmo cardíaco é controlado pelas células do miocárdio especializado que se excitam com maior frequência. O miocárdio é o músculo do coração, responsável pela ação contrátil do órgão, possuímos o miocárdio especializado e o contrátil.

O miocárdio especializado é responsável pela condução do impulso elétrico, ele gera esse impulso sem a necessidade de uma excitação neuronal. É composto pelo nodo sinoatrial (NSA), nodo atrioventricular (NAV), feixe de His e fibras de Purkinje. Possui quatro características:

- Batmotropismo: excitabilidade, capacidade de se excitar;
- Automatismo: capacidade de se auto excitar.

O Influxo lento de sódio, até atingir o limiar, não tem a fase de repouso.

- Cronotropismo: possui frequência entre cada despolarização;
- Dromotropismo: capacidade de conduzir o estímulo.

Já o miocárdio contrátil é responsável pela ação mecânica, a ação contrátil do órgão, função de bomba, realiza a sístole e a diástole. Sua ação depende da parte elétrica, do miocárdio especializado. Possui três características:

- Inotropismo: propriedade de contração;
- Lusitropismo: propriedade de relaxamento;
- Dromotropismo: capacidade de conduzir o estímulo.

O miocárdio funciona como um sincício, ou seja, atua de forma integrada, devido à grande comunicação que ocorre entre as células através dos discos intercalares, que permitem ao impulso elétrico ser propagado de forma mais rápida.

As células cardíacas são carregadas ou polarizadas no estado de repouso, mas, quando eletricamente estimuladas, se despolarizam e se contraem. No estado de repouso, as células polarizadas, em repouso, têm carga interna negativa e superfície com cargas positivas. Por motivos de simplificação, colocaremos apenas o interior da célula miocárdica. O interior das células miocárdicas que, em geral, está carregado negativamente, se torna carregado positivamente quando se estimulam as células a contrair-se. A estimulação elétrica dessas células musculares especializadas se denomina despolarização, fazendo-as se contraírem. (Figura 8.13)

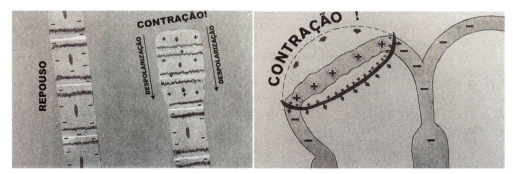

Figura 8.13. Polarização e despolarização das células cardíacas, fazendo-as se contraírem.

A atividade elétrica do coração pode ser detectada através de um ECG, que consiste em um registro de atividade elétrica do coração detecta por eletrodos colocados no corpo. Estes eletrodos transmitem um sinal que é traduzido em um registro gráfico (Figura 8.14) composto por diversas formas de ondas ou deflexão designadas por ordem alfabética. Os principais componentes do ciclo ECG, ou complexo, são a onda P, o complexo QRS e a onda T sendo a U imperceptível. A atividade elétrica iniciada pelo nódulo SA resulta na despolarização dos átrios e é representada pela onda P. O complexo QRS resulta na despolarização ventricular e a onda T representa a repolarização ventricular (Figura 8.15).

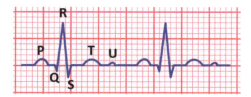

Figura 8.14. Registro gráfico produzido pelo sinal dos eletrodos.

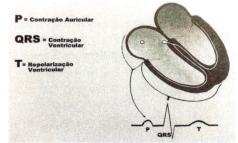

Figura 8.15. Representação gráfica da onda P, QRS e onda T.

A orientação por ECG para o posicionamento da ponta de um PICC, consiste na identificação de alterações na onda P, que representa a despolarização dos átrios, resultando na contração dos mesmos. Quando um monitor de ECG está ligado ao eletrodo do cateter interno, o tamanho da onda P altera-se à medida que a posição da ponta do cateter se aproxima em relação ao nódulo AS. A localização da ponta do cateter pode ser visualizada através da monitorização da altura e deflexão da onda P à medida que esta ponta se desloca pela VCS, junção cavoatrial e pelo átrio direito. (Figura 8.16)

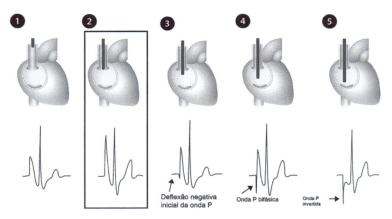

Figura 8.16. Localização da ponta do cateter visualizada através da monitorização da altura e deflexão da onda P à medida que esta ponta se desloca pela VCS, junção cavoatrial e pelo átrio direito.

1. A onda P aumenta à medida que a ponta do cateter se aproxima da JCA;
2. A onda P, na sua amplitude máxima, indica que a ponta do cateter se encontra em posição proximal;
3. A onda P, com uma pequena deflexão negativa, indica que a ponta do cateter está no átrio direito proximal.
4. A onda P difásica indica que a ponta do cateter se encontra na parte central do átrio direito;
5. Onda P invertida, indica que a ponta do cateter está se aproximando do ventrículo direito.

Utilize métodos de localização da ponta para identificar a localização da ponta do **CVAD** durante o procedimento de inserção (ou seja, "em tempo real") para pacientes neonatais, pediátricos e adultos. Estudos demonstraram maior precisão, início mais eficiente da terapia infusional e redução de custos.

A imagem radiográfica pós-procedimento não é necessária se a tecnologia alternativa de localização da ponta do cateter confirmar o posicionamento apropriado da ponta.

No caso do público neonatal e crianças até 2 anos, sugere-se manter a ponta do cateter 1 cm fora da reflexão cardíaca em um bebê prematuro e 2 cm em um bebê a termo (Figura 8.17); no entanto, há um risco aumentado de trombose com cateteres na veia cava superior média e superior. Os dados atuais sugerem que o posicionamento adequado da ponta do cateter é na veia cava inferior, acima do nível do diafragma, abaixo do átrio direito (Figura 8.18).

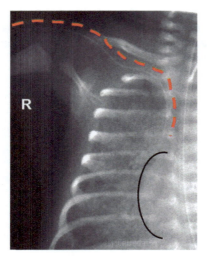

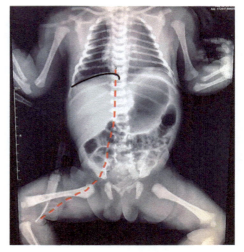

Figura 8.17. Ponta do cateter a 1 cm da reflexão cardíaca de um bebê prematuro.

Figura 8.18. Ponta do cateter na veia cava inferior acima do diafragma.

A radiografia ou outra modalidade de imagem de rotina é necessária para verificar a localização da ponta do cateter, pois o risco de deslocamento é alto pós passagem, principalmente em neonatologia e pediatria. Mas esta conduta ficará a critério Médico.

Referências biliográficas

1. Biasoli Jr A. Técnicas radiográficas: princípios físicos, anatomia básica, posicionamento, radiologia digital, tomografia computadorizada. 2. ed. Rev. e ampl. Rio de Janeiro: Rubio, 2016. ISBN 978-85-64956-92-6.

2. Grosklags A, et al. Manual sobre PICC: um guia para médicos e enfermeiros. São Paulo: Editora dos Editores, 2020. ISBN 978-65-86098-17-4.

3. Josephson DL. Intravenouns Infusion Therapy for Nurses: Principles & Practice. 2. ed. New York: Executive Woods, 2004. 113-5, 292-3.

4. Dariushnia S, Wallace M, Siddiqi N. Quality improvement guidelines for central venouns access. J Vasc Interv Radiol. 2010; 21(7):976-81.

5. Dubin D. Interpretação rápida do ECG - Um novo e simples método para leitura sistemática dos eletrocardiogramas. 3 ed. Dale Dubin; tradução brasileira de Ismar Chaves da Silvira em colaboração com Rosane Orofino Costa. 9. Ed. reimpres. Rio de Janeiro: Ed. de Publicações Científicas, 1996.

6. Infusion Nurses Society. The Role of the Registered Nurse in Determining Distal Tip Placement of Peripherally Inserted Central Catheters by Chest Radiograph. INS Position Paper, 2009.

7. Petersen J, Delaney J, Brakstad M, Rowbothaam R, Bagley C. Silicone venouns access devices positioned with their tips high in the superior vena cava are more likely to malfunction. The American Journal of Surgery. 1999: 178(1):38-41.

8. Dariushnia S, Wallace M, Siddigi N. Quality improvement guidelines for central venous access. J Vasc Interv Radiol. 2010; 21(7):976-81.

9. Santolucito JB. The Role of Peripherally Inserted Central Catheters in the Treatment of the Critically-ill. Journal of the Association for Vascular Access. 2007;12(4):208-17.

10. Moureau NL. Vessel Health and Preservation: The Right Approach for Vascular Access. Griffith University Nathan, QLD Autralia. Ed. Springer Open, 2019. ISBN 978-3-030-03148-0. Acesso em 04/12/2023. Disponível em: https://doi.org/10.1007/978-3-030-03149-7

11. Harako ME, Nguyen TH, Cohen AJ. Otimizando o posicionamento do paciente para determinação da ponta da linha PICC. Recebido: 16 de maio de 2003 / Aceito: 5 de setembro de 2003 / Publicado online: 10 de dezembro de 2003 - ASER 2003. DOI 10.1007/s10140-003-0310-7 Acesso em https://link.springer.com/article/10.1007/s10140-003-0310-7 04/12/2023 no link https://link.springer.com/article/10.1007/s10140-003-0310-7.

12. Pittiruti M, Scoppettuolo G. Raccomandazioni GAVeCeLT 2021 per la Indicazione, L'impianto e la Gestione Dei Dispositivi per Accesso Venoso GAVeCeLT 2021. Acesso em 12/12/2023 no link: h/ttps://gavecelt.it/nuovo/sites/default/files/uploads/Raccomandazioni%20GAVeCeLT%202021%20-%20v.2.0.pdf/

13. Tabela de diluição de medicamentos intravenosos gerais do Hospital Albert Einstein. Acesso em 06/12/2023. Disponível pelo link: https://aplicacoes.einstein.br/manualfarmaceutico/Paginas/Termos.aspx?filtro=tabe&itemID=175.

14. Sandau KE, Funk M, Auerbach A, Barsness GW, Blum K, Cvach M, et al. Update to Practice Standards for Electrocardiographic Monitoring in Hospital Settings: a Scientific Statement From the American Heart Association. Circulation. 2017 Nov;136(19):e273-e344

15. Zhang H, Hsu LL. The effectiveness of an education program on nurses' knowledge of electrocardiogram interpretation. Int Emerg Nurs. 2013;21:247-51.

16. Barros MNDS, Silva MCA, Oliveira Neto NR, Escarião AG, Albuquerque ALT. New ECG Training Methodology: Demystifying Theory in Practice – Practical Teaching of ECG. Rev bras educ med. 2016;40(4):751-6

17. Zegre-Hemsey JK, Garvey JL, Carey MG. Cardiac Monitoring in the Emergency Department. Crit Care Nurs Clin North Am. 2016;28(3):331-45

18. Reckziegel DA, Ferreira LLL, Lima LCO, Beal JR, Figueiredo MC, et al. O nome das ondas do ECG. Revista de Medicina e Saúde de Brasília, Universidade Católica de Brasília, 2012. Rev Med Saude Brasilia 2012; 1(2):119-26.

19. Tomaszewski KJ, Ferko N, Hollmann SS, Eng SC, Richard HM, Rowe L, Sproule S. Time and resources of peripherally inserted central catheter insertion procedures: a comparison between blind insertion/chest X-ray and a real time tip navigation and confirmation system. *Clinicoecon Outcomes Res*. 2017;9:115-25 https://doi.org/10.2147/CEOR.S121230.

20. Pittiruti M, Scoppettuolo G, Dolcetti L, Emoli A. Clinical use of Sherlock-3CG° for positioning peripherally inserted central catheters. J Vasc Access. 2019 Jul;20(4):356-361. doi: 10.1177/1129729818805957. Epub 2018 Oct 18. PMID: 30334475. https: https://doi.org/10.1177/1129729818805957 Acesso em 20/01/2024, disponível pelo link https://pubmed.ncbi.nlm.nih.gov/30334475/

21. Dale M, Higgins A, Carolan-Rees G. Sherlock 3CG(®) Tip Confirmation System for Placement of Peripherally Inserted Central Catheters: A NICE Medical Technology Guidance. Appl Health Econ Health Policy. 2016 Feb;14(1):41-9. doi: 10.1007/s40258-015-0192-3. PMID: 26293389; PMCID: PMC4740556, disponível pelo link https://pubmed.ncbi.nlm.nih.gov/26293389/.

22. Becton e Dinckinson, Sherlock 3CG™ Tip Confirmation System Instructions for use with Site-Rite® Vision Ultrasound System 2012.

23. Níquel B, et al. INS (Infusion Nurses Society). 9. ed. Norwood, MA, EUA: 2024. Disponível pelo link: www.ins1.org.

24. Li Sharpe E, et al. NANN (National Association of Neonatal Nurses). 4. ed. Chicago, EUA: 2023. Disponível pelo link: www.nann.org.

Cuidados e Manutenção do PICC

9

Solange Antonia Lourenço

9.1. Introdução

Após a inserção do PICC, existem diversos cuidados relacionados a manutenção do dispositivo que devem ser realizados pela equipe de enfermagem para que o dispositivo tenha um bom desempenho clínico, ou seja não ocorra retirada precoce por problemas evitáveis. Exemplo desta retirada precoce é a obstrução total.

A educação dos profissionais de saúde quanto ao manejo de acessos vasculares, assim como o monitoramento dos cuidados, são partes integrantes de programas de melhoria contínua da assistência e de programas de prevenção e controle de infecções de corrente sanguínea bem-organizados. Mudança de comportamento na prestação de cuidados é um dos principais desafios educacionais.

Os cuidados relacionados ao PICC são semelhantes aos cuidados com cateteres centrais sob orientação do nosso órgão regulador ANVISA (Agência Nacional de Vigilância Sanitária), que é uma das instituições mais relevantes no Brasil quando o assunto é garantir a segurança e qualidade dos serviços de saúde. É uma agência reguladora vinculada ao Ministério da Saúde, responsável por controlar e regulamentar tudo o que diz respeito à vigilância sanitária no Brasil. Ela também regulamenta os padrões de boas práticas para hospitais, clínicas e outros estabelecimentos de saúde. Os cuidados com cateteres se inciam desde a compra do produto, técnica de inserção asséptica, manutenção do dispositivo no cliente até a sua completa remoção.

9.2. Proteção do dispositivo no banho

Os pacientes portadores de PICC que realizam banho de aspersão e/ou de leito, devem ter seus dispositivos protegidos com filme plástico limpo de PVC, o mesmo utilizado para cobrir alimentos, com o objetivo de evitar a entrada de água pelo filme.

Os cateteres não tunelizados de curta e média permanência são mais susceptíveis à infecção extraluminal, principalmente se forem umedecidos no banho com água. Eles devem sempre ser mantidos limpos e secos. Os pacientes devem ser orientados de que as atividades aquáticas devam ser evitadas, no período em que estiverem com o cateter. Não é permitido entrar no mar ou piscina com o dispositivo, mesmo que esteja protegido.

Os filmes são compostos na sua maioria de poliuretano (PU) semipermeável revestido de um adesivo de poliacrilato (polímero com alta taxa de absorção de água). São transparentes, possuem boa adesividade e estéreis. Este produto permite a passagem de gases e vapores, permitindo a respirabilidade da pele e, ao mesmo tempo é impermeável a bactérias.

Por isso, a proteção no banho é essencial para evitamos a formação de ambiente favorável a proliferação de bactérias. Atualmente no mercado, diferentes tipos de materiais que podem evitar que o curativo seja umedecido e haja necessidade de troca imediata. Além disso, vale lembrar que o descolamento do filme por umidade pode levar, inclusive, à perda do dispositivo.

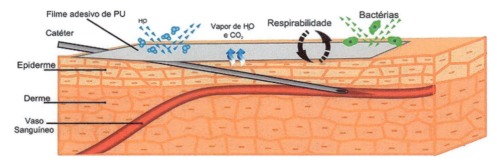

Figura 9.1. Exemplo de atuação do filme transparente.
Foto extraída do site: https://www.vitaesaude.com.br/curativo-curatec-filme-transparente-rolo.

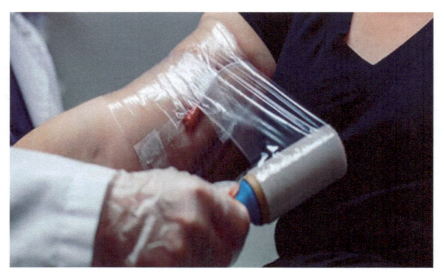

Figura 9.2. Exemplo de proteção durante o banho.
Foto do autor.

9.3. Avaliação do sítio de inserção

Um cuidado muito importante após a inserção é a avaliação diária do sítio de inserção e áreas adjacentes. Verificar a presença de hiperemia, edema e drenagem de secreções por inspeção visual e palpação, sobre o curativo intacto. A valorização das queixas do paciente em relação a qualquer sinal de desconforto, como dor e parestesia é essencial que uma investigação seja realizada.

Em nossa prática realizamos essa avaliação e anotação do que foi encontrado uma vez a cada seis horas. Isto deve ser determinado de acordo com o protocolo de cada instituição. A seguir, algumas recomendações de tempo de avaliação conforme a Agência Nacional de Vigilância Sanitária (ANVISA):

- Pacientes de qualquer idade, vulneráveis, em terapia intensiva, sedados ou com déficit cognitivo: a intensidade de avaliação deve ser mais frequente;
- Pacientes pediátricos: avaliar no mínimo duas vezes por turno;
- Pacientes em unidades de internação: avaliar uma vez a cada seis horas.

9.4. Realização dos curativos

O objetivo de se realizar curativos é para otimizar a cicatrização, proteger o sítio de inserção, minimizar a possibilidade de infecção por meio da interface entre a superfície do cateter e a pele, e de fixar o dispositivo no local para prevenir a movimentação do mesmo com o endotélio do vaso.

No primeiro momento pós inserção do PICC, o curativo deve ser realizado com gaze e filme transparente. Segundo a ANVISA 2017, a duração desse curativo é de 48 horas ou 2 dias. A gaze é necessária nos pós-inserção para absorver o sangramento que pode acontecer nas primeiras horas. A seguir, o ideal é a utilização de curativos com clorexidina, já provada cientificamente por minimizar muito o risco infeccioso. Caso o paciente seja alérgico ao produto, outras estratégias precisam ser protocoladas para proteção do dispositivo.

As coberturas semipermeáveis de poliuretano com gel hidrofílico contendo gliconato de clorexidina a 2% devem ser utilizadas após as 48 horas de inserção. Suas trocas devem ser rigorosamente a cada sete dias. Esses filmes permitem a visualização do local de inserção e seu uso demonstra uma diferença estatisticamente significativa nas taxas de Infecção de corrente sanguínea relacionada ao cateter.

Na população pediátrica, é necessário a determinação de um protocolo específico relacionando idade e peso da criança para utilização do produto, devido ao uso da clorexidina a 2%.

Se houver sangramento excessivo, o curativo convencional com gaze e filme deverá ser trocado quantas vezes for necessário e ser mantido com gaze e filme transparente. Muitas vezes o uso de alginato de cálcio auxilia na diminuição do sangramento. Esse produto possui um alto poder de absorção, que auxilia o desbridamento autolítico e absorve o excesso de exsudato. É indicado para feridas exsudativas, com sangramento, limpas ou infectadas, agudas ou crônicas, superficiais ou profundas. Se não houver sangramento persistente após as 48 horas, deve-se utilizar curativos com clorexidina, se o paciente não for alérgico ao produto.

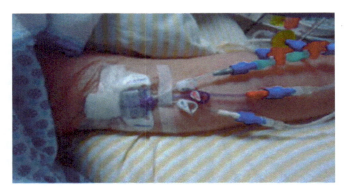

Figura 9.3. Exemplo de curativo em paciente adulto pós inserção.
Foto do autor.

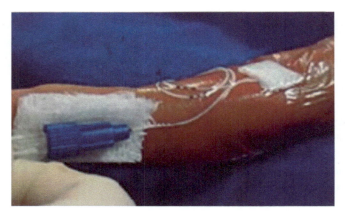

Figura 9.4. Exemplo de curativo em paciente neonatal pós inserção.
Foto do autor.

■ Material necessário para realização do segundo curativo

- Luva de procedimento;
- Fita métrica;
- Máscara descartável;
- Soro fisiológico;
- Clorexidina alcoólica (0,5 a 2%) conforme protocolo institucional;
- Compressa de gaze estéril;
- *Swabb* para remoção de adesivos;
- Kit pinça para curativo descartável (conforme protocolo institucional);
- Filme adequado para o paciente (tamanho e tipo).

Observação: Evitar o uso de luva estéril para realização do curativo, pois não há garantia de que o profissional possa encostar a luva na pele do paciente no momento da antissepsia.

Realização do procedimento

1. Reunir o material;
2. Realizar a Meta 1 de identificação do paciente;
3. Posicionar o paciente de maneira confortável e que facilite a visualização do sítio de inserção;
4. Em caso de pacientes neonatais ou pediátricos, muitas vezes a presença de outro profissional é necessária para garantir que o procedimento se mantenha asséptico;
5. Orientar o paciente e ou responsáveis sobre o procedimento;
6. Vestir a máscara descartável;
7. Lavar as mãos;
8. Higienizar a mesa auxiliar que será utilizada para dispor os materiais;
9. Abrir todos os materiais sem contaminação;
10. Calçar as luvas de procedimento e iniciar a retirada do curativo anterior. Nesse momento, para pacientes com extremos de idade e pele frágil, é necessário o uso de *swabb* de remoção de adesivos para facilitar a remoção do filme anterior e não causar lesões na pele.
11. Com o auxílio da pinça Addison sem dente e a mosquito, montar uma bonequinha sobre o campo estéril com uma gaze e umedecê-la com soro fisiológico. Aplicar sobre o sítio de inserção, quantas vezes for necessário até sair toda a sujidade sanguínea se houver;
12. Da mesma forma, aplicar a clorexidina alcoólica (0,5% a 2%) com movimento firme e cuidadoso iniciando do local de inserção com movimentos circulares de dentro para fora. No mínimo por três vezes. Esperar secar;
13. Caso apresente sangramento ativo, manter com o curativo convencional (gaze e filme) por mais 48 horas, caso contrário aplicar filme com clorexidina. Pacientes neonatais ou prematuros não há recomendação da utilização de curativos com gel de clorexidina a 2%.

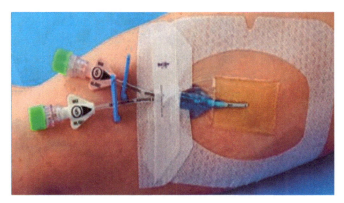

Figura 9.5. Curativo com placa de gel com clorexidina a 2%.
Foto extraída do site Teleflex.

■ Observações

1. Em pacientes neonatais, segundo a ANVISA 2017, após a retirada da gaze os curativos posteriores só devem ser realizados quando apresentarem sujidade sanguínea ou descolamento da pele;
2. Pacientes com alergia a clorexidina podem realizar o curativo com PVPI alcoólico e aplicar curativos com disco de espuma antimicrobiana se for protocolo institucional;

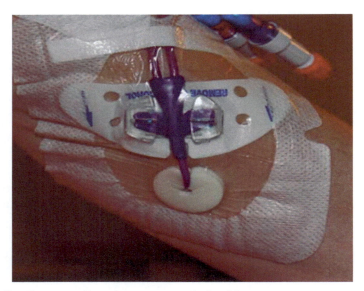

Figura 9.6. Curativo com disco de espuma antimicrobiana.
Foto do autor.

3. Existe a indicação pela INS 2024 de troca do fixador a cada curativo (a cada 7 dias) exceto a população neonatal. Atenção: na troca do curativo, o fixador sempre deverá ser mantido integralmente no interior do filme;
4. A cobertura deve ser trocada imediatamente se houver suspeita de contaminação e sempre quando se apresentar úmida, solta, suja ou com a integridade comprometida. Manter técnica asséptica durante a troca;
5. Realizar a troca da cobertura com gaze e fita adesiva estéril a cada 48 horas e a troca com a cobertura estéril transparente a cada sete dias;
6. Muito cuidado para não ocorrer tracionamento do cateter na realização do curativo. Se houver tracionamento, monitorar esta medida. Observar presença ou a saída de fluídos, secreção, hiperemia, presença de sinais flogísticos, intumescimento, edema, dor e laceração do óstio de inserção. Qualquer anormalidade deverá ser comunicada para tratamento;
7. Não atrasar a troca da cobertura, pois a isso se associa de 4 a 12 vezes o risco de infecção primária de corrente sanguínea (IPCS);

8. Para pacientes com alergia comprovada a filmes ou películas com acrilato, o ideal é utilizar filmes produzidos com silicone. Atualmente, temos no mercado um filme denominado IV Clear da Covalon. É um curativo antimicrobiano duplo composto de clorexidina e prata, que fornece proteção antimicrobiana em toda a superfície do curativo.

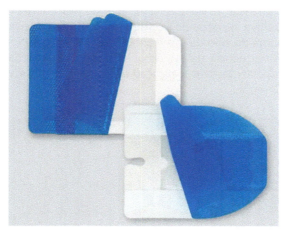

Figura 9.7. Curativo de silicone com clorexidina e prata.
Foto extraída do site https://covalon.com/product/iv-clear/.

9. Caso o paciente seja alérgico a clorexidina e ao acrilato, o ideal é a utilização de filmes somente com silicone. Na inserção, se for necessário, o disco de espuma pode ser agregado ao curativo.

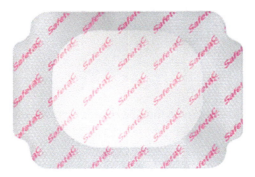

Figura 9.8. Exemplo de curativo de silicone.
Foto extraída do site loja.molnlycke.com.br/produto/curativo-com-filme-transparente-mepitel-film-10x12-unidade/.

10. Um dos sinais de trombose venosa profunda (TVP) sintomática é o edema aparente que se manifesta no membro em que está inserido o PICC, juntamente

a outros sinais clínicos como dor no óstio da inserção ou na região axilar, empastamento do membro, morosidade na infusão gravitacional das soluções, dificuldade de mobilização para elevar o membro e outras manifestações. Por isso, a medida do perímetro braquial na realização do curativo é essencial. Cada serviço tem seu protocolo institucional, que em geral deve ser minimamente a cada 24 horas. Essa medida deve ser verificada e comparada com a medida no momento da inserção ou após o término do procedimento. Deve ser realizada sobre o curativo inicial ou dois centímetros acima da fixação. Preferencialmente, sempre acima do sítio de inserção. O protocolo institucional deve deixar bem definido a frequência de medição, local de realização da medida, posicionamento do paciente para realização da medida e a intervenção que deve ser realizada a seguir.

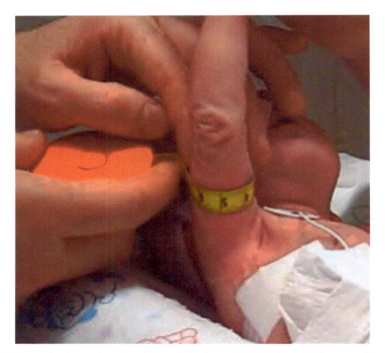

Figura 9.9. Exemplo de realização da medida do perímetro braquial em recém-nascidos.
Foto extraída do site pneonatologia.pt/wp-content/uploads/2016/11/Santarém-16-3-2013-Avaliação-Nutricicional-Que-curvas-usar-Luís-Pereira-da-Silva-II-Curso-d.pdf.

11. No caso da população pediátrica, na qual o cateter pode ter sido inserido por membros inferiores, a medida dessa região também precisa ser realizada e protocolo de realização dessa atividade ser estabelecido;

12. Atualmente existem novos fixadores de cateteres denominados ancoradouros, que se mantêm fixos no subcutâneo do paciente e apresentam algumas vantagens, como evitar deslocamento do dispositivo e facilitar a realização dos curativos. Além do custo, por ser único durante toda a jornada do cateter.

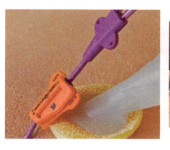 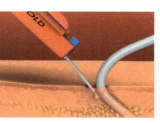 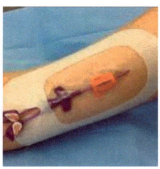

Figura 9.10. Securacath ancoradouro de cateter.
Fotos extraídas do site: https://healthinnovationnetwork.com/projects/securacath-subcutaneous-picc-line-anchor/.

13. Outro produto no mercado utilizado para mitigar sangramento no óstio de inserção de cateteres e fixar o dispositivo na pele, além de diminuir o risco para infecção, são as chamadas colas de acianoacrilato.

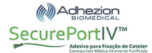

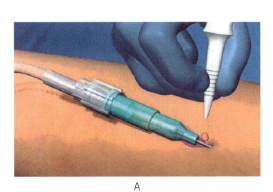

A

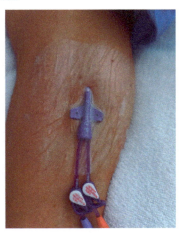

B

Figura 9.11. Foto A extraída do site https://www.jbdhospitalar.com.br/adhezion-biomedical. Foto B: do autor.

9.5. Lavagem e salinização do cateter

A manutenção da perviedade dos lumens do PICC é de vital importância para sua eficiência. A INS estabelece diretrizes sobre este assunto sugerindo infusões frequentes de solução fisiológica, com volume igual ao dobro do volume de preenchimento do cateter. No entanto não há recomendações formais quanto aos intervalos desse processo, sugerindo a padronização de acordo com as normas das instituições.

Oficialmente, é necessário que se estabeleça volume adequado para lavagem do cateter antes da administração de medicamentos, entre esta prática e após o término das infusões, sempre respeitando o volume de prime de cada cateter. Ao término devemos infundir um volume maior na finalização, o que denominamos de salinização final.

Os cateteres denominados epicutâneo-caval apresentam uma evidência maior de obstrução devido ao pequeno french do dispositivo e o refluxo passivo sanguíneo que ocorre na cava superior para o interior do cateter. É uma prática comum a infusão contínua por bomba de infusão soro fisiológico 1 mL/h (totalizando 24 mL/24 h) para manter a perviedade. Contudo, precisa-se considerar o volume de infusão para o paciente, ou seja, a restrição de volume pode interferir nesta prática.

Para a realização da lavagem e da salinização, faz-se necessário o uso de seringas de 10 ou 20 mL. São seringas que determinam a menor pressão exercida no interior destes cateteres. As seringas de menor volume, quando usadas frequentemente, exercem maiores pressões intravasculares que podem fazer com que o cateter tenha um "chicoteamento" no interior do vaso, ou até mesmo provocar rompimento do cateter.

Somente em situações especiais as seringas de menor calibre pode ser utilizadas principalmente na população neonatal. Exemplo de necessidades de administração: adrenalina em situações emergenciais.

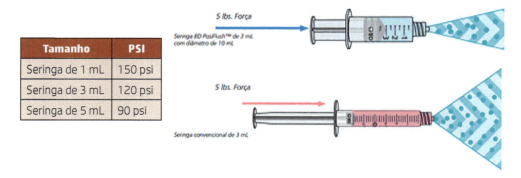

PSI é uma sigla em inglês (Pound-Force per Square Inch), que significa "libra-força por polegada quadrada. 1 psi = 50 mmHg.

Figura 9.12. Relação *psi* e volume de seringa.

A ANVISA recomenda, sempre que possível, utilizar seringas de dose única ou pré-preenchidas comercialmente, disponíveis para realização da prática de *flushing* e *lock* do cateter. Seringas preenchidas podem reduzir o risco de ICSRC e otimizam o tempo da equipe assistencial.

As seringas BD POSIFLUSH™, são seringas com solução salina pré-preenchidas. Possuem design único e todos os quatro tamanhos (2, 3, 5 e 10 mL) têm o diâmetro tradicional das seringas de 10 mL para melhor distribuição da pressão positiva possibilitando que a quantidade de pressão correta seja distribuída dentro do cateter.

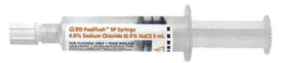

Figura 9.13. Seringa BD pré-preenchida.
Foto extraída https://www.medmedhospitalar.com.br/materiais-de-consumo/outros/seringa-com-solucao-salina-5mL-306564-posiflush-bd.

Utilizar solução de cloreto de sódio 0,9% isenta de conservantes. Não utilizar água estéril para realização do *flushing* e *lock* dos cateteres.

Segundo a INS 2024, a técnica adequada de realização da lavagem e da salinização do cateter é a técnica de flushing pulsátil (*push pause*). Estudos in vitro demonstraram que a técnica do flushing com breves pausas, por gerar fluxo turbilhonado e se mostra mais efetivo na remoção de depósitos sólidos (fibrina, drogas precipitadas) quando comparado a técnica de flushing contínuo, que gera fluxo laminar.

O refluxo de sangue que ocorre durante a desconexão da seringa pode ser reduzido com a sequência de flushing, fechar o *clamp* e desconectar a seringa. Solicitar orientações do fabricante de acordo com o tipo de conector valvulado que está sendo utilizado.

Especialmente para os PICC inseridos em pacientes neonatais, ou seja, com French abaixo de 2,0, no ato da inserção, após o corte do cateter e antes de ser inserido deve ser vistoriado o prime para que posteriormente a enfermagem possa determinar o volume necessário para realização da lavagem e da salinização adequados.

■ 9.6. Desinfecção de conectores

Toda vez que o profissional de enfermagem necessita acessar o cateter para infusão de medicamentos, é imprescindível realizar a desinfecção das conexões, e dos conectores valvulados com solução antisséptica a base de álcool, que pode ser somente álcool a 70% ou clorexidina a 2%, vai depender do protocolo institucional. Aplica-se movimentos rotatórios 360 graus de forma a gerar fricção mecânica, de 5 a 15 segundos. É o suficiente para garantir antissepsia do local de utilização das vias do cateter.

A troca dos conectores também devem ser efetuadas conforme orientação do fabricante, nunca excedendo 7 dias.

Recomenda-se o uso de conectores sem agulhas no lugar de dânulas (torneirinhas de três vias). Se houver necessidade da utilização de dânulas, seguem as orientações relacionadas a este dispositivo:

- Trocar as dânulas junto com o sistema de infusão;
- Devem possuir sistema de conexão *luer lock*;
- Cobrir as entradas com tampas estéreis e de uso único (descartar após cada uso).

Os conectores devem ser compatíveis com conexão *luer lock*. Devem possuir, preferencialmente, o corpo e componentes internos transparentes, permitindo a visualização de seu interior e evitando o acúmulo de sangue. Os componentes devem ser isentos de látex. O conector não deve conter artefatos metálicos na sua composição, para permitir o uso durante a realização de ressonância magnética.

Os conectores devem ser trocados imediatamente em caso de desconexão do cateter ou sistema de infusão, presença de sangue ou outra sujidade.

Devemos sempre estar atentos quanto aos valores de pressão que podem ser exercidas nos conectores. Muitas vezes os cateteres POWER lines suportam pressões altas, porém o conector pode não ter a mesma funcionalidade.

9.7. Cuidados especiais

Não se deve realizar medidas da pressão venosa no membro onde está inserido o PICC. A pressão exercida sobre a pele do paciente e consequentemente sobre o vaso onde o cateter está inserido, pelo manguito dos equipamentos provoca alterações hemodinâmicas no fluxo sanguíneo. Essa constante pode levar a estase sanguínea e, consequentemente, favorecer a ocorrência de complicações no membro.

Cuidado com a realização de exercícios ou atividades pesadas, como carregar peso acima de 2 kg. Movimentos bruscos e com força excessiva podem provocar sangramentos e descolamento do curativo.

O contato com animais de estimação exige a proteção da área do PICC para evitar arranhões, mordidas ou outras situações que contaminem a inserção, danifiquem o curativo ou o cateter, ocasionando a remoção antecipada do cateter.

Sugerir ao paciente que evite dormir sobre o braço em que o PICC está inserido, pois isso pode diminuir a circulação do sangue e deixar o braço inchado e dolorido.

9.8. Remoção do PICC

A indicação de remoção do PICC deve ser iniciada a partir do término da terapia intravenosa, contudo existem complicações que não podem ser solucionadas e coloquem em risco a saúde do paciente. Dessa forma, a retirada é inevitável. Vários podem ser os motivos de retirada dos cateteres:

- Alta;
- Término da terapia endovenosa;
- Suspeita de infecção no sítio de inserção ou sistêmica;
- Trombose;
- Posicionamento inadequado, quando todas as tentativas de reposicionamento não surtiram efeito;
- Necessidade de mais vias de infusão e o paciente está com um cateter monolumen;
- Obstrução total do dispositivo;

- Fratura do dispositivo;
- Presença de sinais flogísticos;
- Outros.

Não se deve realizar trocas pré-programada dos cateteres exclusivamente em virtude de tempo de sua permanência. As trocas por fio guiam devem ser limitadas a complicações não infecciosas (ruptura e obstrução).

Após prescrição médica de solicitação para retirada do dispositivo, o enfermeiro deve reunir o material necessário levando em consideração se irá ocorrer o envio de ponta do cateter para cultura. Os passos para esta remoção estão descritos a seguir:

- Prescrição médica;
- Verificação da medida de inserção;
- Avaliação dos exames de anticoagulação do paciente como INR e plaquetas.

Técnica de retirada do dispositivo:

- Reunir o material;
- Realizar a Meta 1 de identificação do paciente;
- Orientar o paciente ou os responsáveis sobre a realização do procedimento;
- Lavar as mãos;
- Posicionar o paciente em decúbito dorso-horizontal em decúbito neutro, com o membro de inserção em 90 graus (abertura);
- Vestir a máscara descartável, óculos de proteção e luvas de procedimento;
- Retirar o curativo anterior incluindo fixador. Se necessário, *swabb* de remoção de adesivos;
- Abrir o kit curativo ou um par de luva estéril e embeber uma compressa de gaze com clorexidina alcoólica e aplicar sobre o óstio de inserção do cateter;
- Iniciar a retirada do cateter com movimento firme e cuidadoso, tracionando de 1 em 1 cm delicadamente até a finalização e imediatamente aplicar uma gaze estéril seca sobre o local de inserção. Pode ser realizado movimentos rotatórios para facilitar a remoção;
- Se houver resistência, aguardar por um período com curativo fechado e reavaliar a retirada posteriormente; compressas mornas no local de inserção e no trajeto do cateter, principalmente no público infantil, podem ajudar;
- Dispor o cateter retirado sobre o campo do kit curativo. Conferir a medida retirada comparando com a medida de inserção. Manter a compressão do membro por aproximadamente 10 minutos. Se não houver sangramento, realizar um curativo compressivo;
- Caso ocorra quebra do dispositivo, o paciente deve permanecer em repouso, comunicação imediata à equipe médica e iniciar protocolo de retirada de corpo estranho conforme protocolo institucional;
- Orientar o paciente a não retirar o curativo por 24 horas. Se houver sangramento, comunicar o local de retirada;
- Não pegar peso com este membro por 24 horas;

- Realizar anotações de retirada conforme protocolo institucional;
- Caso o cateter seja enviado para cultura de ponta, seguir protocolo institucional de envio de ponta de cateter.

Referências Bibliográficas

1. Pittiruti M, Scoppettuolo G. Manual GAVeCeLT de PICC e cateter MIDLINE. Indicações, inserção e manejo.1. ed. Editora Edra, 2017. 227 p. 1 vol. ISBN: 978-88-214-4718-1.

2. Harada MJCS, Pedreira MLG. Terapia Intravenosa e Infusões. Capítulo 14 - Cateteres centrais de inserção periférica. Vendramim P. 1. ed. Editora Yendis, 2011. p. 204-27. ISBN: 973-85-7728-220-3.

3. Grosklags A. Manual sobre PICC um guia para enfermeiros e médicos. São Paulo: Editora dos Editores, 2020. p. 304. ISBN 978-65-86098-17-4.

4. Barone G, Pittiruti M. Epicutaneo-caval catheters in neonates: New insights and new suggestions from the recent literature. J Vasc Access. 2020 Nov;21(6):805-809. doi: 10.1177/1129729819891546. Epub 2019 Dec 5. PMID: 31804149.

5. Sharpe LE, Curry S, Wyckoff MM. Peripherally Inserted Central Catheters: Guideline for Practice. 4. Ed. 2023 National Association of Neonatal Nurses (NANN). p. 73.

Complicações imediatas e tardias na inserção do PICC

10

Daniela de Oliveira Lima

Neste capítulo, apresentamos algumas das complicações mais comuns que podem ocorrer tanto na inserção (complicações imediatas) como as complicações pós inserção.

10.1. Complicações imediatas na inserção

10.1.1. Fracasso na punção

Essa complicação geralmente está associada a treinamento insuficiente do profissional que irá inserir o cateter. Pode estar relacionado a punção periférica ou uso da ultrassonografia. Pacientes com acesso venoso difícil, ou agitação constante e excessiva, também contribuem para a falta de assertividade na punção. Outra razão que pode ocasionar essa ocorrência é o uso de material desconhecido e ou inadequado para o insertador.

Estratégias de prevenção

- Treinamento adequado do insertador em simuladores antes de iniciar a inserção em pacientes;
- Acompanhamento de um profissional experiente com o iniciante nas primeiras inserções em pacientes;
- Utilização de tecnologias para visualização da rede venosa;
- Escolha adequada da veia e de oportunidades de punção;
- Escolha do material adequado para o procedimento.

10.1.2. Dor durante a inserção

Muitas podem ser as causas de dor na inserção. Desde o posicionamento inadequado do paciente durante o procedimento, múltiplas punções, anestesia aplicada em área inadequada, torniquete muito apertado, punção acidental do nervo sensitivo, mediano, cutâneo ou medial do braço, prolongamento do tempo de inserção por dificuldades técnicas.

Estratégias de prevenção

- Posicionamento confortável do paciente e do torniquete no ato do procedimento;
- Evitar prolongamento do tempo do procedimento;
- Evitar múltiplas punções;
- Treinamento adequado de utilização do anestésico subcutâneo;
- Atentar para visualização dos nervos antes da punção. Treinamento com USV.

10.1.3. Lesão nervosa acidental

A lesão mais temida pelos insertadores de PICC em membro superior é a lesão do nervo mediano, que está posicionado em continuidade com as veias braquiais e a artéria braquial.

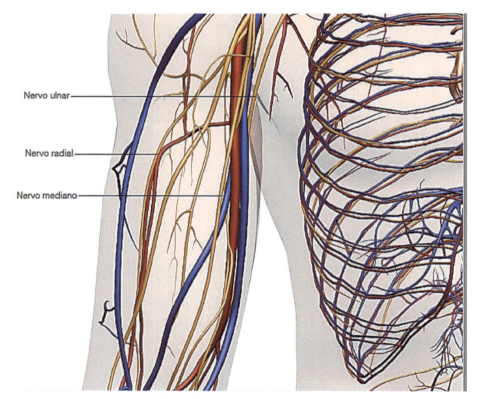

Figura 10.1. Esquematização da localização dos nervos encontrados no membro superior.
Fonte: Kenhub.com/pt/library/ensino/anatomia-humana-guia-de-estudo.

É uma das mais graves complicações, e que muitas vezes podem causar um prejuízo funcional permanente ao paciente. Também já foram descritos danos ao nervo cutâneo medial, que acompanha a veia basílica, porém, é mais raro.

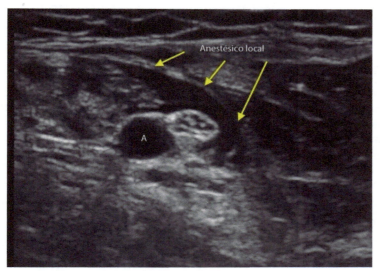

Figura 10.2. Imagem do nervo mediano.
Foto extraída do site sonosite.com/br/media-library/série-s-mediano-nervo-post-injeção.

Os nervos aparecem com o formato de colmeias, esbranquiçados. Nunca devem ser puncionados. Na avaliação da rede venosa o vaso precisa ter uma amplitude considerável para que a punção seja assertiva sem que haja possibilidade de toque da agulha no nervo.

Estratégias de prevenção

- A melhor maneira de se prevenir esta complicação é a utilização da USV para avaliação adequada da rede venosa e localização dos nervos;
- Visualizar ambos os membros procurando qual a melhor localização para punção aplicando uma distância adequada dos nervos;
- Treinar a visualização dos nervos com o USV;
- No momento da punção se o paciente referir choque nos dedos, retirar rapidamente a agulha de punção. Se possível utilizar o outro membro para prosseguir o procedimento.

10.1.4. Hematomas

O hematoma local no ato da punção é frequentemente consequência de uma punção acidental de artéria braquial ou um dano significativo a veia, ou seja, uma punção traumática. O uso de anticoagulantes em dose plena ou plaquetopenia podem indicar esta ocorrência.

Estratégias de prevenção

- Evitar punções de pacientes plaquetopenicos ou com INR alargados (acima de 2,5);
- Sempre que possível, evitar punção da veia braquial por insertadores iniciantes;
- Utilizar a USV para pacientes com discrasias sanguíneas;
- Em pacientes agitados, evitar múltiplas punções.

■ 10.1.5. Dificuldade de progressão do guia de punção

Muito provavelmente a punção da veia não está adequada. O paciente sente dor na introdução do guia pela agulha e o mesmo não progride. A causa pode ser treinamento inadequado do insertador ou uso de material de baixa qualidade. Neste caso o ideal é retirar a punção e comprimir o local. Na técnica de Seldinger a agulha e o guia devem ser retirados juntos.

Estratégias de prevenção

- Treinamento adequado do operador;
- Técnica apropriada de punção venosa;
- Utilização de material de punção e guia de punção de boa qualidade.

■ 10.1.6. Dificuldade na progressão do cateter

Pode estar relacionado a uma obstrução parcial ou completa do eixo-venoso axilar ou estenose da subclávia, que pode ser oriunda de uma estenose pós trombótica assintomática, presença de fios de marcapasso, ou em um ângulo particularmente agudo entre o eixo da artéria subclávia e da inominada. Pode também estar relacionada a presença de tumores comprimindo os grandes vasos como a subclávia ou a veia cava superior e processos cirúrgicos.

Estratégias de prevenção

- Avaliar a rede venosa antes da inserção. Método RaPeVa;
- Avaliar exames de imagem e histórico de saúde do paciente antes de iniciar o procedimento;
- Posicionamento adequado do paciente para inserção;
- Posicionar a cabeça do paciente na direção do insertador no momento da inserção após a linha axilar para fechamento da jugular;
- Nos cateteres da linha POWER pode ser adicionado o guia de agulha no interior do lúmen não habilitado para guia de metal para torná-lo mais rígido e facilitar a inserção caso não tenhamos nenhum outro impedimento na luz do vaso.

■ 10.1.7. Punção arterial

Novamente, esta complicação está relacionada a treinamento insuficiente do insertador. A veia apresenta complacência ao ser colocado peso com o probe do equipamento sobre ela. Mantem-se fechada durante esta avaliação. Já a artéria temos dificuldade em fechá-la e a mesma nos mostra batimento cardíaco todo o tempo. Esta avaliação deve ser realizada sem torniquete.

Estratégias de prevenção

- Treinamento adequado de visualização da rede venosa e possibilidades de punção com o insertador iniciante;
- Sempre visualizar a artéria antes de se iniciar o procedimento;
- Evitar punções em pacientes com choque hipovolêmico, que pode mascarar a pulsação da artéria.

10.1.8. Mau posicionamento primário

Considera-se mau posicionamento primário quando a ponta do cateter não alcança o terço inferior da veia cava superior e isto está relacionado com a procedimento de inserção. No momento da passagem, o paciente deve manter a cabeça voltada para o lado do insertador colocando, sempre que possível, o queixo no ombro. Esse movimento faz com que haja diminuição de fluxo de sangue para a jugular, evitando a subida do cateter para este vaso. É uma manobra relativamente fácil de ser realizada em pacientes lúcidos e cooperativos e facilita muito a não cefalização do dispositivo.

Caso o paciente não consiga realizar esse, movimento um colaborador pode ajudar no procedimento colocando o paciente em decúbito zero, o probe do ultrassom sobre a jugular e apertando com força. Ao mesmo tempo, o insertador deve ir introduzindo o cateter. Não esquecer que, nesse momento, o equipamento protegido pela camisinha estéril deixa de ser estéril, uma vez que é manuseado por outro integrante e a região onde ele é aplicado (região cervical), provavelmente não teve antissepsia de pele.

Após a introdução do cateter, o profissional deve realizar *flush* de soro fisiológico contínuo em uma das vias do cateter e, se o paciente puder responder, verificar o que ele sente. Barulhos tipo cachoeira, água próximo ao conduto auditivo significam cateter em posicionamento cefálico. Então, novamente deve-se realizar tracionamento do dispositivo e tentar uma reintrodução com as mesmas manobras anteriormente citadas.

Estratégias de prevenção

- Sempre que possível, manter a cabeça do paciente voltada para o lado do insertador na introdução do cateter;
- Utilizar o USV antes do término do procedimento para averigurar o posicionamento do cateter.

10.1.9. Arritmia cardíaca

A introdução inadvertida do cateter em átrio causa estimulação do miocárdio levando a ocorrência de arritmias.

Estratégia de prevenção

- Medir adequadamente o trajeto que será percorrido pelo cateter no interior do vaso, para evitar sua introdução em átrio.
- Se não houver a possibilidade de utilização da tecnologia de eletrocardiograma eletrocavitário, um raio X deve ser efetuado imediatamente após a introdução do cateter. Este não deve ser liberado para uso da enfermagem enquanto não houver liberação do mesmo quanto ao seu posicionamento.

10.1.10. Sangramento no local da inserção

A inserção de um PICC por microintrodução ou por punção direta é frequentemente causa de sangramento no óstio de inserção. Na punção direta, o introdutor é consideravelmente maior do que o *french* do cateter, provocando uma maior abertura da brecha cutânea. Já na Técnica de Seldinger, o mesmo acontece com o introdutor relativamente maior do que o cateter, causando sangramento pós retirada.

Necessariamente após o término do procedimento, o curativo inicial deve ser realizado com gaze e filme transparente para conter e absorver o sangramento. Pacientes com discrasias sanguíneas, plaquetopenias ou INR alargados tendem a ter um sangramento maior e por mais tempo.

Estratégias de prevenção:

- Para pacientes com risco de sangramento, evitar a realização da dermatotomia, ou seja, abertura da pele com bisturi para passagem do introdutor e dilatador. Essas duas partes são desmontáveis e podem ser utilizadas separadamente para abertura da brecha cutânea. Inserir primeiro o dilatador na brecha cutânea, retirá-lo, remontar com o dilatador e novamente inseri-los juntos na pele.
- Utilizar um PICC que possua *Reverse Taper*, ou seja, maior amplitude em sua finalização e introduzi-lo totalmente para realizar a contenção mecânica do sangramento;
- O uso da cola, nestes casos, é fundamental pois veda o sítio de inserção bloqueando o sangramento.

10.1.11. Punção inadvertida dos vasos linfáticos

No momento da punção sob visualização dos vasos com USV, não é possível a visualização dos vasos linfáticos e esses podem ser puncionados, causando pós inserção uma drenagem de cor clara, sem cheiro pelo óstio de inserção do cateter.

Os vasos linfáticos formam um conjunto de vasos cuja principal função é coletar a linfa, um líquido presente entre as células dos tecidos e levá-la de volta a circulação sanguínea. Portanto, é um sistema acessório ao sistema circulatório sanguíneo. Muitas vezes, puncionar inadvertidamente esses vasos e após algumas horas de realização do procedimento se inicia drenagem do material.

Pode ser necessário várias trocas de curativo para conter essa drenagem e isso pode levar a um aumento do risco de infecção.

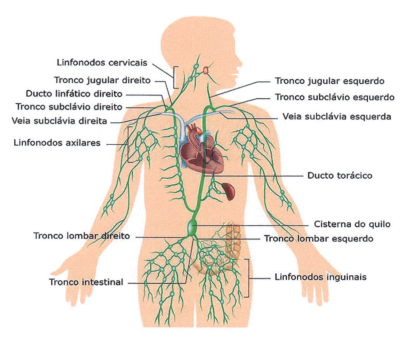

Figura 10.3. Esquematização dos vasos linfáticos.
https://projetoeducador.com.br/sistema-linfatico-formacao-edema/.

■ Cap. 10.2 Complicações pós inserção

■ 10.2.1. Infecção primária da corrente sanguínea associada a cateteres

As infecções da corrente sanguínea (ICS) relacionadas a cateteres centrais (ICSRC) estão associadas a importantes desfechos desfavoráveis em saúde. Nas duas primeiras semanas, a colonização extraluminal predomina na gênese da ICSRC. As bactérias da pele alcançam a corrente sanguínea após terem formado "biofilmes" na face externa do dispositivo. Após esse período, no entanto, e principalmente nos cateteres de longa permanência, passa a prevalecer a colonização da via intraluminal como fonte de ocorrência da infecção. Isso ocorre porque, à medida que o tempo passa, o número de manipulações do *hub* aumenta, favorecendo sua contaminação. A infusão de soluções contaminadas, devido à adoção de práticas inadequadas de preparo e de falhas, configura-se em um terceiro mecanismo possível. Finalmente, embora seja rara, a colonização da ponta do dispositivo por disseminação hematogênica, com subsequente ICSRC, pode ocorrer em pacientes com ICS de qualquer origem.

O treinamento das equipes para adesão completa aos *bundles* de prevenção de ICSRC, tanto no momento da inserção como na manutenção, contribuem consideravelmente para evitar essa ocorrência.

Estratégia de prevenção

- Adesão aos *bundles* de prevenção de infecção de corrente sanguínea na inserção: lavagem das mãos, paramentação completa, barreira máxima, antissepsia adequada da pele;
- Adesão aos *bundles* de manutenção do dispositivo, ou seja, lavagem das mãos ao manuseio, antissepsia dos *hubs*, troca de conectores, troca de curativos, gestão das linhas de infusão, lavagem e salinização dos dispositivos;
- Avaliação diária da necessidade de permanência do dispositivo;
- Engajamento das equipes na manutenção das boas práticas no manejo com dispositivos centrais.

10.2.2. Obstruções

As obstruções se classificam em obstruções mecânicas, trombóticas ou químicas. A obstrução mecânica pode ter causa como a Síndrome de *Pinch-off*.

Isso acontece quando o cateter é comprimido entre a clavícula e a primeira costela. Pode causar obstrução permanente ou intermitente e, ainda, causar fratura do cateter e, como resultado, embolização.

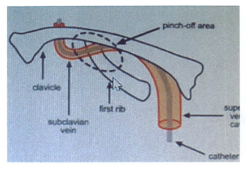 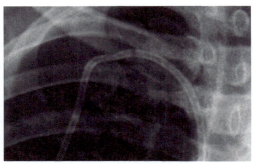

Figura 10.4. Síndrome de *Pinch-off*.
Foto extraída do artigo: Sergey V. et.al Endovascula management of the perpherally.insertedvenous catheter iatrogene punch-of-syndrome: a cash report.

As obstruções trombóticas podem ser causadas por trombos intraluminais e formação da bainha de fibrina. Podem ser decorrentes de ausência de lavagem antes, entre e após a infusão de medicamentos, ou coletas de sangue e infusão de hemoderivados.

As obstruções não trombóticas podem ser causadas por precipitação medicamentosa, diluição inadequada dos medicamentos, *flushing* inadequados, soluções com concentração de Ca e P acima do aceitável e resíduos de lipídios.

- Trombos Intraluminais
  - Início: horas após a colocação do cateter
  - 5 a 25% dos casos
  - Causa: coletas de sangue frequentes, tosse, pressão intratorácica aumentada
- Bainha de fibrina
  - Se forma em quase toda a extensão do cateter, formando uma capa

- □ Impede o refluxo, permitindo apenas a infusão por pressão positiva
- ■ Obstrução total da ponta do cateter: "meia"

Estratégia de prevenção

- ■ Lavagem e salinização dos cateteres rotineiramente, principalmente pós infusão de hemoderivados ou coleta de sangue;
- ■ Lavagem e salinização dos cateteres antes, entre e após a infusão de medicamentos;
- ■ Atentar para infusão de alguns medicamentos causadores de obstruções em cateteres com *french* abaixo de 3, como Hidantal e Valium;
- ■ Conhecer as características dos fármacos antes de administrá-los concomitantemente.

■ 10.2.3. Migração secundária

Após a inserção do PICC, pressões intratorácicas podem resultar em migração secundária do cateter. Também pode ser secundária a uma medição errônea antes da inserção e a ponta do cateter ficar locada no terço superior da veia cava superior. Vômitos incoercíveis, movimentação vigorosa dos membros, injeções de contraste por bombas injetoras, podem resultar nesta migração.

Estratégia de prevenção

- ■ Cateteres mau posicionados precisam ser acompanhados com frequência;
- ■ Pacientes internados em unidades de internação devem realizar raio X, principalmente se for iniciar a infusão de NPT com osmolaridade acima de 900 mOsmol;
- ■ Orientar as equipes de enfermagem quando o cateter não está em posicionamento central adequado;
- ■ Acompanhar as infusões de medicamentos nesse cateter.

■ 10.2.4. Fratura do cateter

Pode ser causada por tentativas de desobstrução com pressões, uso de seringas com tamanhos inferiores a 10 mL, dobras na realização de curativos.

Estratégia de prevenção

- ■ Adesão aos protocolos de utilização de seringas de tamanho adequado aos cateteres;
- ■ Adesão das equipes as lavagens e salinização dos cateteres evitando obstruções.

■ 10.2.5. Marsi/Casi

Definição de MARSI: comprometimento da pele associado ao adesivo médico. É um termo usado para definir qualquer dano a pele relacionado ao uso de produtos adesivos médicos como filmes transparentes, fitas hipoalergênicas, produtos para estoma, eletrodos, medicamentos, tiras de aproximação de pele para fechamento de bordas. Esse tipo de lesão é considerado amplamente evitável.

Definição de CASI: comprometimento da pele associada ao uso do dispositivo. É uma ocorrência que resulta em drenagem (que pode ser ou não infecciosa). Inicia-se com eritema e/ou outras manifestações cutâneas como infecção no local de saída, presença de bolhas (por tensão), irritação da pele que persiste por mais de 30 minutos após a remoção do curativo, erosão ou rasgo da pele em um local próximo a inserção de um dispositivo ou dentro da área próxima.

Todas essas ocorrências são passíveis de serem evitadas.

Estratégia de prevenção:

- Aplicação adequada do curativo de acordo com idade da população atendida;
- Adesão aos protocolos de retirada dos filmes de acordo com a idade da população;
- Utilização de produtos que facilitam a remoção de adesivos;
- Atenção aos primeiros sinais de irritação da pele próximos à inserção do dispositivo.

10.2.6. Flebite química

Alguns trabalhos informam que o talco da luva em contato constante com o dispositivo antes da inserção pode causar lesão no vaso onde está inserido o cateter. Outra causa é a diluição inadequada de medicamentos com pH e osmolaridade aumentados. A localização da ponta do cateter pode ter grande influência nessa ocorrência.

Estratégia de prevenção

- Cateteres devem ser inseridos com o auxílio de pinças, evitando-se o contato frequente com talco de luva;
- Diluição adequada dos medicamentos, assim como posicionamento adequado da ponta do cateter.

10.2.7. Flebite mecânica

Podem ser causadas pela localização da punção. Em geral isto ocorre na técnica de punção direta com o sítio de inserção sendo realizada em áreas de flexura dos membros. Pode ser causada também pelo material de composição do cateter. A estabilização inadequada do cateter pode contribuir para sua movimentação na área do sítio de inserção.

Estratégia de prevenção

- Evitar realizar a punção em fossa antecubital ou regiões de articulações, principalmente na população pediátrica;
- Estabilizar adequadamente o cateter;
- Escolha de cateteres com material de primeira linha.

10.2.8. Exteriorização do cateter

O tracionamento de cateter pode ter dois tipos de ocorrência. Uma causada pela equipe multidisciplinar, que inadvertidamente pode tracionar o dispositivo e a ocorrência ter sido iniciada por pacientes em estado de *delirium*, confusos com períodos de agitação. Ou, ainda, por descolamento do curativo por sangramento e sudorese excessivos.

Quando o cateter é tracionado em uma pequena extensão, o ideal é que seja realizado um raio X para se determinar onde sua ponta está localizada. Após essa visualização, deve-se avaliar a terapêutica endovenosa que está sendo ofertada e se é possível ainda a utilização do cateter. O compartilhamento com a equipe médica se faz essencial nesse momento. Trata-se de um evento merecedor de notificação. Caso a terapêutica não seja adequada para a nova localização da ponta do cateter, um novo dispositivo deve ser inserido para finalização da terapia.

Estratégia de prevenção

- Pacientes com transtorno psiquiátrico, em *delirium*, com demência senil ou com diagnostico de Alzheimer necessitam de acompanhamento constante para que não realizem o tracionamento do cateter;
- Cateteres recém-inseridos devem ser sinalizados à equipe multiprofissional para que não ocorram acidentes;
- As crianças precisam ser acompanhadas sempre por responsáveis;
- Os curativos devem estar sem descolamento ou qualquer outra intercorrência que possam favorecer sua retirada;
- Avaliar o curativo antes da realização de cuidados ao paciente (ex.: banho);
- Estar atento à sudorese intensa (ICC – IAM uso de diuréticos);
- Manter curativo com dispositivo de fixação;
- Contenção química e mecânica, quando necessário.

■ 10.2.9. Embolia

A embolia gasosa é um risco potencial de qualquer acesso venoso central, sendo uma rara, porém grave complicação, com uma taxa de mortalidade relatada de 30 a 50%. Deve ser suspeitada em qualquer paciente com cateter venoso central que, subitamente, desenvolva hipoxemia inexplicável.

O ar pode entrar na veia diretamente pela agulha de punção, durante a permanência do cateter na veia central, por desconexão ou fratura do cateter, e durante a sua retirada, pelo trajeto no subcutâneo.

A quantidade de ar estimada para produzir o quadro de embolia gasosa significativa é entre 300 e 500 mL de ar, numa taxa de 100 mL/segundo.

A embolia gasosa pode manifestar-se por dispneia súbita, ansiedade, tonturas, náuseas e sensação de morte iminente, ou dor retroesternal. Sinais neurológicos como confusão, obnubilação e perda da consciência podem ocorrer imediatamente. Esses mesmos sinais podem ser secundários à hipóxia cerebral, pela hipoxemia e instabilidade hemodinâmica sistêmica, ou por isquemia, pela passagem de ar na circulação arterial sistêmica causando embolia arterial cerebral.

Estratégia de prevenção

- Tanto a colocação quanto a retirada dos cateteres venosos centrais devem ser realizadas em decúbito dorsal e em posição de Trendelemburg; na retirada, o orifício de entrada na pele deve ser imediatamente ocluído (24 horas);

- Durante o procedimento de inserção, não se deve manter o introdutor e dilatador abertos por muito tempo. O oclusor que os cateteres POWER contêm em seus kits devem ser usados para prevenção dessa ocorrência;

■ 10.2.10. Trombose (TVP)

Entende-se por trombose venosa profunda relacionada a cateter, a presença em alguma parte da veia percorrida pelo dispositivo a presença de uma lesão endotelial causada pela penetração do cateter na veia ou por trauma mecânico e/ou química provocada pela ponta do cateter no endotélio venoso. Nesse tipo de trombose envolve a veia cava superior e ou a veia inominada.

As causas dessa ocorrência são várias, iniciando por punção traumática, múltiplas punções, cateter com tamanho inadequado ao tamanho do vaso, hipercoagulação e estase. Algumas populações têm maior risco dessa ocorrência, como pacientes com trombofilia, gravidez, uso de hormônios, câncer ativo, cirurgias de grande porte, pacientes críticos e outros.

Estratégia de prevenção

- Avaliação do histórico do paciente quanto à possibilidade de ocorrência de TVP;
- Medição do tamanho do vaso em relação ao cateter que será inserido. Nunca ultrapassar 45 % de área;
- Punção única sempre;
- Posicionamento central do cateter;
- Evitar punções em membros com trombose;
- Estabilização adequada do cateter;
- A profilaxia com heparina de baixo peso molecular é indicada em pacientes selecionados, ou seja, que já possuem histórico pregresso de TVP.

■ Referências Bibliográficas

1. Pittiruti M, Scoppettuolo G. Manual GAVeCeLT de PICC e cateter MIDLINE. Indicações, inserção e manejo.1. ed. Editora Edra, 2017. 227p. 1 vol. ISBN: 978-88-214-4718-1.

2. Harada MJCS, Pedreira MLG. Terapia Intravenosa e Infusões. Capítulo 14. Cateteres centrais de inserção periférica. Vendramim P. 1. Ed. Editora Yendis, 2011. p. 204-27. ISBN: 973-85-7728-220-3.

3. Grosklags A. Manual sobre PICC um guia para enfermeiros e médicos. São Paulo: Editora dos Editores, 2020. p. 304. ISBN 978-65-86098-17-4.

4. Camargo PP, Kimura AF, Toma E, Tsunechiro MA. Localização inicial da ponta do cateter em recém-nascidos. Rev. Esc. Enferm USP, 2008; 42 (4); 723-8.

5. Gutiérrez EP, Carranza ML, Vilches PLJ. Cateteres venosos de insércion periférica (PICC) - um avance em las terapias intravenosas de larga permanência. Nutricion Clínica em Medicina, 2017. Jan;9 (2): 114-27.

6. Santo MK, Takemoto D, et al. Cateteres Venosos Centrais de inserção periférica: alternativa ou primeira escolha em acessos vasculares. J Vasc Bras 2017 Abri/Jun; 16 (2); 104-12.

7. Gorski L, Perucca R, Hunter M. Central Venous Access Devices: Care, Maintenance, and Potential Complications. Infusion Nursing: na Evidence Bases Approach. 3. ed. St. Louis, Missouri: Sauders Elsevier, 2010.

8. Jumani K, Advani S, Reich NG, Gosey L, et al. Risk factors for Peripherally inserted Central Venous Catheter Complications in Children American Medical Association, Jama Pediatric/vol 167 (nº 5), 2013.